Fitness mit Kleingeräten

Alexander Jordan/Maren Schwichtenberg

Fitness
mit Kleingeräten

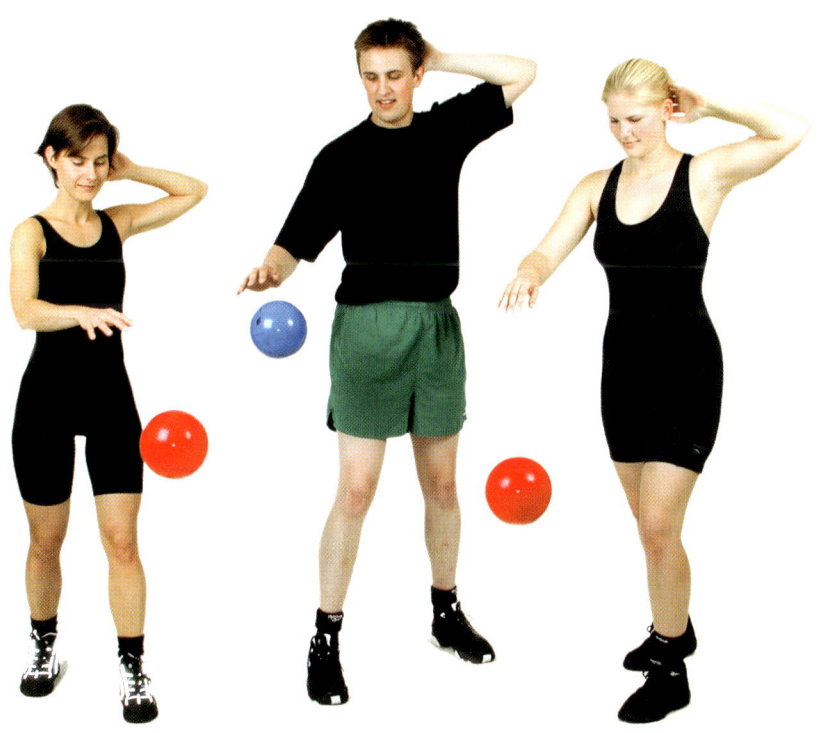

Meyer & Meyer Verlag

Fitness mit Kleingeräten

Bibliografische Information Der Deutschen Bibliothek
Die Deutsche Bibliothek verzeichnet diese Publikation in der Deutschen
Nationalbibliografie; detaillierte bibliografische Daten sind im Internet über
http://dnb.ddb.de abrufbar.

© 2002 by Meyer & Meyer Verlag, Aachen
2. Auflage 2004
Adelaide, Auckland, Budapest, Graz, Johannesburg, Miami,
Olten (CH), Oxford, Singapore, Toronto
Member of the World
Sportpublishers' Association (WSPA)
Druck: FINIDR, s. r. o., Český Těšín
ISBN 3-89124-997-7
E-Mail: verlag@m-m-sports.com
www.m-m-sports.com

INHALT

VORWORT

Reifen und Seil, Sandsäckchen und Gymnastikball – das sind Kleingeräte, die in jeder Sporthalle und nahezu in jedem Haushalt vorhanden sind. Was liegt demnach näher, als sich einfach der Dinge zu bedienen, die ohnehin schon da sind?

Der vorliegende Buchtitel „Fitness mit Kleingeräten" macht sich zum Motto, genau mit diesen Geräten eine Vielzahl variationsreicher und interessanter, traditioneller wie neu entwickelter Übungen und Spiele zusammenzutragen und somit einer breiten Leserschaft zugänglich zu machen. Er knüpft mit seinem Praxisteil an den Fitnessgedanken an, welcher sowohl den Erhalt und die Steigerung der körperlichen Leistungsfähigkeit als auch die Förderung des subjektiven Wohlbefindens und der persönlichen Zufriedenheit zum Ziel hat. Das Buch ist sehr umfangreich und bietet daher Übungen für zu Hause, aber auch für die Übungsgruppe im Verein oder im Studio an. Die beschriebenen Übungen genügen in jeder Hinsicht einer funktionellen und schonenden Gymnastik. Sie wird ergänzt durch Übungsanregungen zu gemeinsamen Partnerübungen oder Übungen in der Gruppe bis hin zu verschiedenen Gerätekombinationen, welche in Kapitel VII „Hitmix" dargestellt sind.

„Fitness mit Kleingeräten" steht damit als ein weiterer Baustein in der Reihe der Buchveröffentlichungen, die sich in besonderer Weise einer vielseitigen und motivierenden wie auch gesundheits- und fitnessfördernden Gymnastik verschrieben haben, so wie es mit den Titeln „Gesundheitstraining mit dem Fit-Ball" oder auch „Fitness zu zweit" begonnen worden ist. Neben den dort dargestellten Geräten Gymnastikstab, Theraband und Fit-Ball stehen nun klassische Kleingeräte im Mittelpunkt.

Lassen Sie uns an dieser Stelle ein persönliches Anliegen zum Schreiben dieses Buches äußern und dieses mit einer Aufforderung verbinden: Nutzen Sie vorhandene Übungsgeräte für Ihr persönliches oder Ihr anzuleitendes Fitnesstraining! Lassen Sie sich etwas einfallen, indem Sie bekannte Übungen auf andere Geräte übertragen oder indem Sie mit unbekannten

Geräten eigene Übungen erproben und erarbeiten. Kreativität ist das eine, ohne diese können Sie den Sprung zu neuen Ufern nicht beginnen. Haben Sie daher Freude daran, sich intensiv mit der Gestaltung von Übungen und Spielen zu beschäftigen und finden Sie Ihre Bestätigung in einem noch motivierteren Sporttreiben.

Doch bewusste Kreativität ist das andere wichtige Element! Seien Sie kritisch gegenüber allem, sodass Sie sich selbst und Ihr Angebot immer wieder hinterfragen, dadurch zu verbesserten Variationen kommen und eine unstimmige Praxis verwerfen. Vertiefen Sie stetig Ihr Hintergrundwissen um den Aufbau und die Funktionen des menschlichen Körpers. Nehmen Sie wahr, was eine gesunde Lebensweise bedeutet, um reflektiert für sich und andere genau das Richtige auszuwählen, was die Fitness steigert und die Gesundheit erhält.

Unsere Übungssammlung in diesem Buch ist grundlegend und in der Regel für alle und jeden sofort übertragbar und umsetzbar. Darüber hinaus stellt sie ein Anregungspotenzial dar, was zu weiterer Variation veranlassen soll und zur Erweiterung des eigenen Übungsrepertoires beitragen kann. Je mehr Sie sich von der Vielfalt der beschriebenen Übungen anregen lassen, desto mehr werden Sie begeistert sein und dann auch andere begeistern können.

Tun Sie etwas für Ihre Gesundheit! Vorbeugen und Vorsorgen ist in jedem Fall angenehmer, schmerzfreier, freudvoller und auch kostengünstiger, als im Nachhinein etwas wiederherzustellen, was niemals mehr so werden kann, wie es einmal war.

Danken möchten wir vor allem den Menschen, die uns durch ihr Engagement bei der Erstellung dieses Buches unterstützt haben: Dazu gehört zunächst das Fotomodell Sonja Weiland, die gemeinsam mit ihrem Partner Bastian Bödecker geduldig und hervorragend die einzelnen Übungen dargestellt hat. Besonderer Dank gilt auch Rudolf Hillebrecht, der, wie immer, in gekonnter und bewährter Weise die ausgezeichneten Fotos gemacht hat, und der Firma SPORT THIEME für die Ausstattung mit den verwendeten Kleingeräten. Zuletzt möchten wir auch allen denjenigen danken, die uns im Hintergrund zur Seite gestanden haben und deren Mithilfe wir persönlich anerkennen.

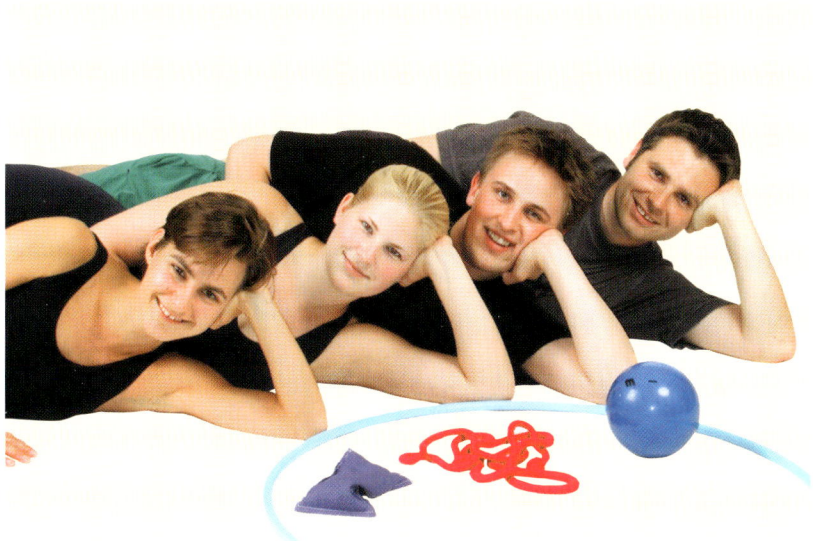

Die neutralen Formulierungen in diesem Buch beziehen sich gleicher-maßen auf die weibliche und männliche Form.

Wir wünschen allen Lesern viel Spaß beim Üben und Trainieren und hof-fen, dass Sie sich von den beschriebenen Ideen bewusst-kreativ anregen lassen.

Alexander Jordan und Maren Schwichtenberg

A   DIE GRUNDLEGENDEN INFORMATIONEN

I   Einen sportiven Lebensstil entwickeln

In diesem Kapitel werden die nachfolgenden praktischen Übungen in das große Handlungsfeld „Gesundheit und Fitness" eingeordnet. Die Didaktik im Sport wird anschaulich und übersichtlich in einer Abbildung dargestellt und erläutert. Eine wichtige Rolle spielt die methodische Umsetzung in die Praxis. Hierauf wird noch einmal gesondert eingegangen, damit die Übungen auch das gewünschte Ziel erreichen und zum persönlichen Erfolg führen.

1   Etwas für den Körper tun – Gesundheit erleben

Das moderne Gesundheitsverständnis bezieht sich schon längst nicht mehr nur auf das Abwenden von Risikofaktoren, sondern stellt das Erkennen und Fördern von persönlichen Schutzfaktoren in den Vordergrund. Dabei wird von einem umfassenden Gesundheitsbegriff ausgegangen, der neben dem physischen auch das psychische und soziale Wohlbefinden mit einschließt. Das heißt, auch wenn im nachfolgenden Praxisteil als Trainingsziel lediglich die physiologischen Ziele angegeben werden, so beeinflusst das regelmäßige Üben genauso auch die anderen gesundheitsbildenden Faktoren. Zum einen verbessert sich die Eigenwahrnehmung und Selbsteinschätzung und zum anderen erwirbt man durch das Training eine Kompetenz im Einsatz und in der Gestaltung der Trainingsmethoden und -mittel, was in der Kombination zu einem gesteigerten Selbstbewusstsein und damit zu mehr Zufriedenheit führt.

Der Fitnessbegriff geht noch über den Gesundheitsbegriff hinaus, indem über dem Wohlbefinden noch die Leistungsfähigkeit steht. In diesem Sinne steht beim fitnessorientierten Training auch die Leistungsverbesserung und nicht die Wiederherstellung im Vordergrund. Der Anspruch des Buches ist der Erwerb von Wissen, um durch ein eigenverantwortliches Training zu einer sportorientierten Fitness zu gelangen, ohne dass in der Auswahl des Übungsangebots der gesundheitliche Aspekt vernachlässigt wurde.

Das heißt, dass jeder durch das Ausführen der vorgeschlagenen Übungen seine körperliche und geistige Fitness steigern kann und vor allem durch die Partner- und Gruppenübungen die soziale Komponente des Gesundheitsbegriffs positiv beeinflussen kann, vorausgesetzt, er beachtet die nachfolgend beschriebene methodische Vorgehensweise. Sollten Störungen am Stütz- und Bewegungsapparat vorliegen, empfiehlt sich zunächst ein beratendes Gespräch mit einer Bewegungsfachkraft.

Hieraus lässt sich auch der Bildungs- und Erziehungsauftrag ableiten, den der Sportunterricht in der Schule und die Sportangebote im Verein besitzen.

2   Die Übungsstruktur – didaktische Konzeption für eine vielseitige Gymnastik

Sollen die modernen Erkenntnisse der Sportphysiologie sowie der Trainings- und Bewegungslehre Gewinn bringend angewandt werden, so müssen diese in Verbindung mit den Gymnastikübungen methodisch eingesetzt werden. Es entsteht eine pädagogische Unterrichtssituation. Jede Grundlage von Unterricht beruht auf einer Vermittlungsidee, einer didaktischen Konzeption zur Organisation des Lehr- und Lernprozesses (Abbildung 1).
Übung und Training sind dabei die Träger der Unterrichtsinhalte als wichtigste Elemente in den Unterrichtsphasen.

In dieser didaktischen Konzeption werden zentrale Inhalte, Ziele und Vermittlungsformen angeführt, auf die bei der Durchführung Wert gelegt werden soll. Damit wird der Lehr- und Lernprozess vorgezeichnet.

Ziele
Neben den im Gesundheitsbegriff immanenten Zielen können auch Motivation, Übungskompetenz, Sozialverhalten, Kreativität und Verbesserung der koordinativen Fähigkeiten als Zweck verfolgt werden. Je nach eigenen Voraussetzungen und Ansprüchen beziehungsweise denen der Gruppe, müssen, passend zum Ziel, die Inhalte und Methoden aufeinander abgestimmt werden.

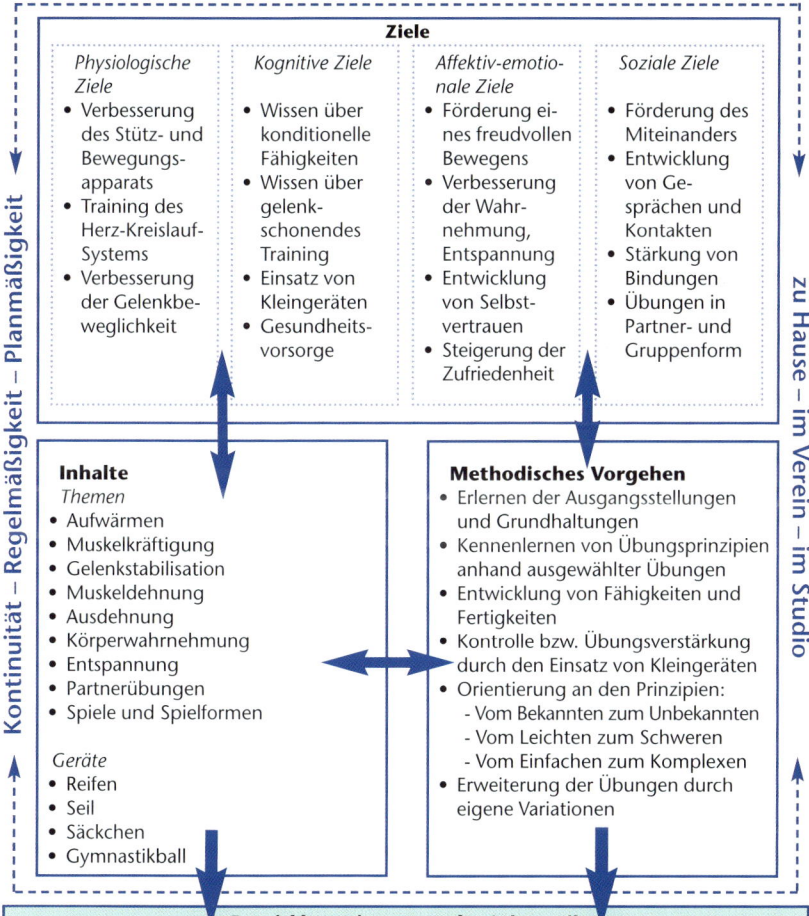

FITNESS MIT KLEINGERÄTEN

Ansatz
Zielgerichtet durch Bewegung und Training den Körper präventiv schützen
und damit die Gesundheit verbessern sowie die Fitness steigern

Ziele

Physiologische Ziele	Kognitive Ziele	Affektiv-emotionale Ziele	Soziale Ziele
• Verbesserung des Stütz- und Bewegungsapparats • Training des Herz-Kreislauf-Systems • Verbesserung der Gelenkbeweglichkeit	• Wissen über konditionelle Fähigkeiten • Wissen über gelenkschonendes Training • Einsatz von Kleingeräten • Gesundheitsvorsorge	• Förderung eines freudvollen Bewegens • Verbesserung der Wahrnehmung, Entspannung • Entwicklung von Selbstvertrauen • Steigerung der Zufriedenheit	• Förderung des Miteinanders • Entwicklung von Gesprächen und Kontakten • Stärkung von Bindungen • Übungen in Partner- und Gruppenform

Kontinuität – Regelmäßigkeit – Planmäßigkeit

zu Hause – im Verein – im Studio

Inhalte
Themen
• Aufwärmen
• Muskelkräftigung
• Gelenkstabilisation
• Muskeldehnung
• Ausdehnung
• Körperwahrnehmung
• Entspannung
• Partnerübungen
• Spiele und Spielformen

Geräte
• Reifen
• Seil
• Säckchen
• Gymnastikball

Methodisches Vorgehen
• Erlernen der Ausgangsstellungen und Grundhaltungen
• Kennenlernen von Übungsprinzipien anhand ausgewählter Übungen
• Entwicklung von Fähigkeiten und Fertigkeiten
• Kontrolle bzw. Übungsverstärkung durch den Einsatz von Kleingeräten
• Orientierung an den Prinzipien:
  - Vom Bekannten zum Unbekannten
  - Vom Leichten zum Schweren
  - Vom Einfachen zum Komplexen
• Erweiterung der Übungen durch eigene Variationen

Entwicklung eines gesunden Lebensstils
Gesundheit in ihrer Gesamtheit wahrnehmen, die eigene Persönlichkeit fördern
und durch verantwortungsvolles Gestalten einer selbstbestimmten Lebensführung
zu einem subjektiv-individuellen Wohlbefinden gelangen

Abb. 1: Didaktische Konzeption zur Organisation des Lehr- und Lernprozesses

Vermittlungsformen

Beim Einsatz von Kleingeräten ist für die Unterrichtsgestaltung die Wahl der Vermittlungsform entscheidend. Die gebundene Bewegungsanweisung hat den Vorteil, dass eine vorgegebene Ordnung eingehalten wird, der Lernerfolg im Hinblick auf die Planung eher gegeben ist und funktionsgymnastische Aspekte gezielt berücksichtigt werden können. Bei offenen Bewegungsaufgaben findet das individuelle Lerntempo Berücksichtigung. Kreatives Bewegungsverhalten wird möglich. Die Teilnehmer können und müssen sich selbstständig mit dem jeweiligen Gerät auseinander setzen. Der Unterricht ist daher in dieser Phase nicht lehrerzentriert und hierarchisch, sondern die Teilnehmer können sich aneinander orientieren und miteinander experimentieren. Der Lehrer, Übungsleiter oder Trainer kann bis zu einem gewissen Grad aus seiner zentralen, deduktiven Rolle in eine vermittelnde, beratende Position überwechseln.

3   So wird es gemacht –
methodische Umsetzung in die Praxis

Erste Schritte

Von nichts kommt nichts! – Nehmen Sie deshalb Ihren Entschluss, mit einem zielgerichteten Fitnesstraining zu beginnen, ernst. Die Kleingeräte helfen Ihnen, mit Spaß das Training regelmäßig zu absolvieren. Beginnen Sie am besten gleich heute. Die Geräte lassen sich leicht besorgen. Sollten Sie dennoch keines davon besitzen, suchen Sie sich in Ihrem Haushalt zunächst einen Ersatz: ein Handtuch für ein Seil, einen Tennis- oder Igelball für einen Gymnastikball. Säckchen lassen sich schnell selbst nähen. Machen Sie sich mit Ihrem Gerät vertraut. Erlernen Sie zunächst die Ausgangsstellungen und Grundhaltungen. Beginnen Sie jedes Training mit einer Auswahl von Aufwärmübungen für das jeweilige Gerät, welches Sie benutzen möchten.

Inhalte und Methoden

Wählen Sie zu Beginn nur ein oder zwei Kleingeräte aus. Suchen Sie sich mehrere Übungen aus, die Sie ohne Probleme bewältigen können. Erhöhen Sie langsam den Umfang über die Wiederholungs- und Übungsanzahl, bevor Sie die Intensität steigern. Probieren Sie die verschiedenen Variationen aus. Beachten Sie auch bei den Variationen die Hinweise, die zu jeder Übung angeführt werden. Sie sind entscheidend für die richtige und gelenkschonende Übungsausführung. Wertvolle Tipps zur korrekten Haltung geben Hinweise auf mögliche Fehler.

Achten Sie darauf, sich ein ganzheitliches Übungsprogramm zusammenzustellen. Trainieren Sie nicht nur die konditionellen Fähigkeiten, die Sie sowieso schon haben. Planen Sie Beweglichkeitsübungen mit ein, gerade wenn Sie sich unbeweglich fühlen. Trainieren Sie Ihre Ausdauer, selbst wenn Sie schnell nach Luft ringen. Schulen Sie Ihre Koordination, auch wenn es Ihnen schwer fällt, mehr als nur eine Bewegung gleichzeitig auszuführen und Sie dabei auf mehrere Körperteile gleichzeitig achten müssen. Das wird Ihnen auch im Alltag helfen.

Beachten Sie aber unbedingt die Prinzipien „vom Bekannten zum Unbekannten", „vom Leichten zum Schweren" und „vom Einfachen zum Komplexen". Wagen Sie sich Schritt für Schritt vor, dann ist eine Verbesserung Ihrer Leistungsfähigkeit vorprogrammiert und der Erfolg stellt sich von ganz allein ein. Erlernen Sie die Übungen mit den verschiedenen Kleingeräten auf Ihrem persönlichen Leistungsstand aufbauend. Und denken Sie immer daran: „Alles muss Spaß machen, dann entwickelt sich auch Leistung und das macht dann wieder Spaß!"

▐▌ Die Trainingshinweise –
was Sie auf jeden Fall beachten sollten

Lesen Sie in diesem Kapitel, wie Sie mit dem praktischen Teil des Buches – den Trainingsprogrammen – arbeiten können. Sie werden vor allem Hinweise dazu bekommen, wie die Übungsbeschreibungen zu verstehen sind. Darüber hinaus erhalten Sie Orientierungspunkte, wie Sie sich selbst ein eigenes Trainingsprogramm aus diesen Übungen zusammenstellen können und was Sie beachten sollten, wenn Sie ein Training zu Hause durchführen wollen. In dem praktischen Abschnitt „Die Ausgangsstellungen für die Übungen" (s. S. 24ff.) lernen Sie die wesentlichen Prinzipien zur funktionellen Ausführung der Übungen kennen.

Üben Sie die einzelnen Ausgangsstellungen, sie bilden die Grundlage der nachfolgenden Übungen. Im Abschnitt „Das Training zu zweit oder in der Gruppe" (s. S. 36ff.) erhalten Sie hilfreiche Hinweise, wie Sie gemeinsam mit Ihrem Partner, aber auch als Übungsleiter in der Gruppe, Übungen sinnvoll beginnen können. Insbesondere die dargestellten Trainingsprinzipien sollten Ihre Aufmerksamkeit finden, damit Sie verantwortungsbewusst das Training aufbauen und durchführen.

1   Die Übungen

Die praktischen Übungen bilden den Kern des Buches. Dadurch erhalten Sie Ihr umfangreiches und vielseitiges Trainingsprogramm. Ihre Muskelkraft, Ihre Beweglichkeit, Ihre Körperhaltung und Ihre Koordination werden verbessert.

Welche verschiedenen Übungsbereiche (Kapitel) gibt es?
Es gibt vier Kleingeräte, die im Mittelpunkt der beschriebenen Praxis stehen: der Reifen, das Seil, das Säckchen und der Gymnastikball.

In jedem der Kapitel werden zu jeweils einem Gerät nach verschiedenen Kategorien zahlreiche Übungen beschrieben. Das Aufwärmen und das Kräftigen, ergänzt durch koordinations- und bewegungsreiche Übungen, bilden darin die einzelnen Schwerpunkte. Die Übungen sind in so genannte *Funktionskreise* unterteilt. Sie beginnen mit dem Bereich Brust-Schulter-

Arme und enden bei den Beinen. Zum Schluss werden Entspannungs-übungen angeboten.

Die Übergänge zwischen den einzelnen Bereichen sind jedoch fließend. Orientieren Sie sich deshalb am Übungsschwerpunkt, den Sie jeweils unter dem formulierten Trainingsziel der Übung nachlesen können.

Welche Systematik liegt den Übungsbeschreibungen zu Grunde?

Die Übungen sind nach einer durchgängigen Systematik beschrieben, die Ihnen das Verständnis zur Übungsausführung erleichtern soll.

- *Nummerierung und Bezeichnung*: Die Übungen sind fortlaufend durch-nummeriert. Die Bezeichnung gibt für Sie die grundsätzliche Gliede-rung der Übung gemäß dem Inhaltsverzeichnis wieder und benennt darüber hinaus besondere Bedingungen, wie die Verwendung eines Handgeräts oder das Üben mit einem Partner.
- *Trainingsziel*: Sie können sich hier über die hauptsächliche Wirkungs-weise der Übungen informieren. Dabei steht die Erklärung muskulärer und koordinativer Wirkungen im Vordergrund.
- *Beschreibung*: Lesen Sie nach, welche Ausgangsstellung für die Übung und welche Bewegungen zu ihrer Ausführung wesentlich sind. Die Be-schreibungen zur Ausgangsstellung nehmen über die Einnahme einer Übungsgrundhaltung Bezug auf die in diesem Kapitel beschriebenen, korrekten Ausgangsstellungen für die Übungen. Nachfolgend werden die Übungen durch mindestens ein Bild verdeutlicht. Bilder ohne Un-tertitel beziehen sich dann auf die Ausführung der hier beschriebenen Übung.
- *Hinweis*: Um Fehler zu vermeiden, Korrekturen selbst durchzuführen oder zusätzliches Wissen zu erwerben, erhalten Sie hier weiterführende Informationen zur Übungsbeschreibung. Besondere Beachtung sollten Sie den Anmerkungen zur „bewussten Übungsausführung" und zur At-mung schenken.
- *Variation*: Sie bekommen Anregungen, wie Sie Übungen verändern können. Dabei vermeiden Sie eine mögliche Monotonie beim Üben und variieren teilweise erheblich die Intensität und die Ausführungs-schwierigkeit der Übungen. Einige Übungsvariationen sind ebenfalls durch Bilder dargestellt. Vergleichen Sie hier die angegebenen Unterti-tel mit der Nummerierung der Variationen.
- Bei Partnerübungen werden zusätzlich Hinweise zur Bewegungsaus-führung und der des Trainingspartners gegeben.

2 Das Anforderungsprofil der Übungen

Die Übungen zur Kräftigungsgymnastik sowie die Koordinations- und Beweglichkeitsübungen im Praxisteil werden neben der gegebenen Systematik zusätzlich noch durch die Angabe eines übungsspezifischen Schwierigkeitsgrads erläutert.

Welche Kriterien liegen der Einordnung des Schwierigkeitsgrads zu Grunde?
Jede Übung wird hinsichtlich ihrer konditionellen und koordinativen Voraussetzungen sowie ihrer Bewegungskomplexität beurteilt und zusammenfassend in die Kategorien „leicht", „mittel" und „schwer" eingeordnet.

Welche Informationen werden durch die Angabe des Schwierigkeitsgrads gewonnen?
Durch den Schwierigkeitsgrad erhalten Sie hilfreiche Informationen, die die Übungen auch untereinander schnell vergleichbar machen.

- Sie erfahren, über welches Maß an Fähigkeiten Sie zur korrekten Übungsausführung verfügen sollten.
- Sie erfahren, wie Sie die Trainingseffekte, die Sie mit der Übung erzielen können, einzuordnen haben.
- Sie erhalten eine Strukturierung darüber, in welcher Reihenfolge Sie die einzelnen Übungen trainieren sollten. Orientieren Sie sich am Prinzip „vom Leichten zum Schweren".

Wie stellen Sie Ihr individuelles Dehn- und Kräftigungsprogramm zusammen?
Orientieren Sie sich an der Angabe des Schwierigkeitsgrads bei Ihrer persönlichen Übungsauswahl. Kombinieren Sie die Übungen nach Ihren individuellen Wünschen und Zielen miteinander und stellen Sie Ihren eigenen Übungsschwerpunkt heraus. Nutzen Sie darüber hinaus aber auch die Möglichkeit der zusammengestellten Programme im Überblick:

- Nehmen Sie sich eines der Programme, abhängig von der Gerätewahl, vor. Sollten Sie feststellen, dass Ihnen bestimmte Übungen nicht liegen oder dass die Übungen Sie nicht ausreichend belasten, tauschen Sie diese Übungen einfach gegen andere aus. Der Schwierigkeitsgrad kann Ihnen dabei hilfreich sein. Achten Sie jedoch darauf, dass Sie Übungen aus dem gleichen Funktionskreis austauschen.

▪ Beachten Sie, dass Sie zu den Übungsprogrammen eine Aufwärm- und eine Entspannungsphase hinzuplanen. Diese gehören dazu und sollten nicht aus Zeitmangel oder auf Grund von Bequemlichkeit weggelassen werden.

3   Die Trainingsprinzipien

Im Folgenden erfahren Sie, nach welchen Prinzipien Sie trainieren sollten.

Zum Aufwärmen

Durch ein gezieltes Aufwärmen schaffen Sie sich eine optimale Voraussetzung für die Trainingsstunde. Es sollte Bestandteil jedes Trainings sein und nicht weggelassen werden. Durch das Aufwärmen bereiten Sie Ihren Körper in physischer und psychischer Hinsicht auf die kommenden Trainingsbelastungen vor. Es ist vergleichbar mit dem Einlaufen aus anderen Sportarten und kann auch durch dieses ersetzt werden. Als Voraussetzung zum schwungvollen Aufwärmen wählen Sie motivierende Musik mit einem betonten Rhythmus aus.

Das Aufwärmen soll wie folgt gestaltet werden:

▪ Leichte, aber auch attraktive und ungewohnte Übungen sichern einen freudvollen Trainingsbeginn.
▪ Einfache Bewegungsaufgaben zu zweit fördern die Zusammenarbeit mit einem Partner.
▪ Die zunehmende Steigerung des Aktivitätsgrads spricht die koordinativen und konditionellen Voraussetzungen für das Training an.
▪ Kreative Bewegungsformen regen zu einem vielfältigen Umgang mit den Übungen und Geräten an.

Zum Kräftigen

Kräftigen heißt, einen Muskel anspannen. Dabei verkürzen sich die kontraktilen Elemente. Es findet eine Bewegung im Gelenk statt. Es gibt auch Muskeln, die über mehrere Gelenke ziehen, dann wird eine komplexe Bewegung ausgeführt. Wenn auch der Gegenspieler des betreffenden Gelenks angespannt wird und die gleiche Kraft auf das Gelenk ausübt, so ist von einer statischen Arbeitsweise die Rede, da nach außen keine Bewegung sichtbar ist. Haltemuskulatur wie Bauch- und Rückenmuskeln, arbeitet vorwiegend statisch, die Muskeln an den Extremitäten werden im Alltag eher dynamisch beansprucht. Diese Grundlagen sind bei der Übungsauswahl und -zusammenstellung bereits berücksichtigt. Kräftigungsübungen können präventiv und rehabilitativ eingesetzt werden. Wenn Sie sich zur letztgenannten Zielgruppe zählen, sollten Sie unbedingt den Rat einer Bewegungsfachkraft einholen, welche der aufgeführten Übungen für Sie am besten geeignet sind. Wenn Sie die Übungsvorschläge als präventives Training nutzen wollen, sollten Sie, je nach Leistungsstand, in der Lage sein, alle im Folgenden genannten Übungen durchzuführen.

Kräftigungsübungen erhalten und verbessern die Leistungsfähigkeit und Belastbarkeit des Stütz- und Bewegungsapparats. Kraft bildet nicht nur die Grundvoraussetzung für jede Sportart, sondern auch die Basis für eine aufrechte Körperhaltung im Alltag überhaupt. Die Muskulatur passt sich den Trainingsreizen an. Sie reagiert mit Wachstum. Der Muskelquerschnitt vergrößert sich. Gleichzeitig verbessert sich auch die neurologische Ansteuerungsfähigkeit der Muskeln. Zum einen verbessert sich die intramuskuläre Koordination, d. h., es werden weniger motorische Einheiten für einen gegebenen Bewegungsablauf eingesetzt. Zum anderen optimiert sich die intermuskuläre Koordination. Dies zeigt sich durch ein effizienteres Zusammenspiel von Agonist und Antagonist innerhalb einer Bewegung. So stehen Energieaufwand und Kraftleistungsfähigkeit in einem bestmöglichen Verhältnis.

Umgekehrt nimmt die Muskelmasse aber auch ab, wenn die entsprechenden Muskeln nicht ge- oder unterfordert werden. Eine vernachlässigte und abgeschwächte Muskulatur kann ihre Aufgabe nicht vollständig erfüllen. Es kommt zu Fehlhaltungen und damit einhergehend zu Beschwerden am Haltungsapparat, wie zum Beispiel Rückenschmerzen. Präventive Kräftigungsübungen vermindern das Verschleiß- und Verletzungsrisiko von Muskeln, Sehnen, Bändern und Gelenken. Muskuläre Dysbalancen können ausgeglichen werden. Die Festigkeit und Belastbarkeit dieser Strukturen wird erhöht. Als weitere positive Anpassungserscheinung an ein dosiertes Training ist die Körperfettabnahme bei der Durchführung einer kraftausdauerorientierten Methode zu nennen. Nicht zu vernachlässigen sind die Vorteile im psychischen Bereich, wie die Steigerung des Selbstwertgefühls und des Selbstbewusstseins. Sie werden ein Körperbewusstsein entwickeln und Ihre Körperwahrnehmung verbessern.

Je nachdem, welches Ziel Sie mit den Kräftigungsübungen verfolgen, müssen Sie die Trainingsreize darauf abstimmen. Wollen Sie Ihren Umfang durch eine Muskelquerschnittsvergrößerung (Hypertrophiemethode) steigern, so sollte die Wiederholungszahl zwischen 8 und 12 liegen. Die Intensität sollte im submaximalen Bereich liegen (65-85 % der Maximalkraft). Sie sollten von jeder Übung 3-4 Serien durchführen.

Wenn Sie im kraftausdauerorientierten Bereich trainieren wollen, sollten Sie mindestens 20 Wiederholungen bei einer Serienzahl von 2-4 durchführen. Die Pausen sollten möglichst kurz gehalten werden, dafür muss allerdings die Intensität der Übungen reduziert werden. Sie sollte lediglich 30-65 % der Maximalkraft betragen.

Hinweise zur Durchführung

- Führen Sie die Übungen nicht bis zur Erschöpfung durch, sondern beenden Sie sie bei einem subjektiven Belastungsempfinden von *mittel bis schwer*. So wird eine verhältnismäßig gute Steigerung der Kraftfähigkeit unter Beachtung des eingesetzten Aufwands erreicht. Außerdem ist die orthopädische Belastung geringer und der Muskel übersäuert nicht so schnell.
- Wählen Sie die Übungen bzw. die Variationen gemäß Ihrem Könnensstand so aus, dass Sie Ihre eigenen Ziele erreichen, was die Methode betrifft. Sie können die Intensität durch verschieden schwere Kleingeräte oder die Hebellänge verändern. Wenn Sie ein Gerät zum Beispiel mit angewinkeltem Arm oder mit ausgestrecktem Arm oder Bein halten oder bewegen, können Sie so selbst die Intensität steuern.
- Die Pausenlänge sollte zwischen einer und fünf Minuten liegen. Achten Sie auf Ihren Körper. Horchen Sie in sich hinein. Ihr Körper wird Ihnen sagen, wann er wieder bereit ist für die nächste Übung. Sie können in der Pause auch eine andere Muskelgruppe kräftigen. Das hat den Vorteil, dass sich die lokalen Muskelgruppen erholen können, aber das Herz-Kreislauf-System ständig in Bewegung bleibt.
- Achten Sie auf die richtige Ausgangsstellung und eine korrekte Übungsausführung. Trainieren Sie achsengerecht. Vermeiden Sie zum Beispiel eine X-Bein-Haltung. Im folgenden Kapitel werden die verschiedenen Grundhaltungen explizit beschrieben.
- Vermeiden Sie eine Überstreckung Ihrer Gelenke. Halten Sie Ihre Ellbogen- und Kniegelenke immer in einer leichten Schutzbeuge. So wird die Gelenkstellung muskulär gestützt und die passiven Strukturen, wie Bänder und Gelenke, werden nicht überbeansprucht.

Atmen Sie während der gesamten Übungsausführung weiter. Vermeiden Sie eine Pressatmung.

Kräftigen Sie den gesamten Körper gleichmäßig: Rumpf und Extremitäten, rechts und links und Strecker und Beuger eines Gelenks. So verhindern Sie ein Ungleichgewicht zwischen den Muskelgruppen.

Zur Beweglichkeit

Beweglichkeit ist eine Fähigkeit, die im Zusammenspiel sowohl aus der Dehnfähigkeit der Muskulatur als auch aus der Gelenkigkeit gebildet wird. Das Maß der Beweglichkeit wird im Bewegungsumfang von Extremitäten im Vergleich zum Rumpf sichtbar. Die Verbesserung der Beweglichkeit ist vor allem aus alltagsrelevanter Sicht wichtig, da eine gute Beweglichkeit vermehrt Ausgleichsbewegungen zulässt, die zum einen den Körper vor Verletzungen in Notsituationen schützen und zum anderen Unfälle abfangen helfen.

Hinweise zur Durchführung

Ruhige, kontrollierte und gleichmäßig ausgeführte Bewegungen, die allmählich das Bewegungsausmaß erhöhen und harmonisch die Bewegungsrichtung wechseln.

Eine konzentrierte und mit der eigenen Wahrnehmung begleitete Bewegung.

Bewegungen, die durch die Schwerkraft oder durch Partnerarbeit mit passiven Widerständen begleitet werden.

Eine bewusste, gleichförmige Atmung, die besonders mit einer intensiven und lang anhaltenden Ausatmung arbeitet.

Zum Dehnen

In diesem Buch sind keine Dehnübungen dargestellt. Es gibt natürlich einige ausgewählte Übungen, die auch mit den hier beschriebenen Kleingeräten sinnvoll durchgeführt werden können. Bei diesen Übungen kann das zusätzliche Gerät sogar die Wahrnehmung auf bestimmte, für die Dehnübung wichtige Ausgangsstellungen und Bewegungsausführungen lenken. Im Allgemeinen wird es im fitnessorientierten Sport jedoch so sein, dass

Dehnübungen ohne weitere Geräte ausgeübt werden. In diesem Zusammenhang sollten Sie die Ihnen bekannten Dehnübungen ausführen, die Sie bei Ihrem Sporttreiben kennen gelernt haben. Achten Sie aber darauf, dass diese Dehnübungen modernen funktionellen Kenntnissen genügen. Sind Sie sich unsicher, wenden Sie sich an eine Bewegungsfachkraft, die Ihnen bei der Übungsauswahl und -ausführung sicher behilflich sein wird (umfangreiche Anregungen finden Sie auch in: Jordan, A./Schwichtenberg, M.: Kräftigen und Dehnen. Aachen 2002).

Denn: Dehnübungen gehören nach wie vor im fitness- und gesundheitsorientierten Sport zum Übungsprogramm dazu. Sie runden das Training ab und unterstützen Ihre Ausgeglichenheit, Entspannungsfähigkeit und damit Ihr gesamtes Wohlbefinden.

Es gibt neben vielen weiteren Herangehensweisen vor allem zwei Dehnmethoden, die relativ einfach und kontrolliert durchgeführt werden können und somit zu empfehlen sind:
- *Passiv-statisches Dehnen* („Stretching")
- *Anspannungs-Entspannungs-Dehnen* („CHRS-Methode").

Beide Dehnmethoden sind, bezogen auf ihre Wirksamkeit, gleichwertig und für alle Zielgruppen geeignet.

So begünstigt das passiv-statische Dehnen eine ruhige Bewegungsausführung. Es kann sorgfältig umgesetzt werden und entwickelt eine solide Körperwahrnehmung bei Konzentration auf die zu dehnende Muskulatur. Das Anspannungs-Entspannungs-Dehnen trägt neben der Verbesserung der Dehnfähigkeit gleichzeitig zur Erwärmung der Muskulatur durch die der Dehnung vorangestellte Anspannungsphase bei.

Der wesentliche Unterschied des Anspannungs-Entspannungs-Dehnens zum passiv-statischen Dehnen liegt darin, dass es aus drei Phasen besteht, nämlich denen der Muskelanspannung, der kurzen Muskelentspannung und der nachfolgenden Dehnung, wobei die letzte Phase der Dehnung der des passiv-statischen Dehnens entspricht. Es vermittelt zudem das Gefühl einer erleichterten Dehnbarkeit des Muskels, welches sich aus der vorherigen Anspannung ergibt.

4 Die Ausgangsstellungen für die Übungen

1 GRUNDHALTUNG RÜCKENLAGE

BESCHREIBUNG

Ausgangsstellung: Sie liegen in Rückenlage auf dem Boden. Beugen Sie Ihre Beine hüftbreit in Mittelstellung, bis Ihre Fußsohlen komplett Bodenkontakt erreichen.
Ihre Arme liegen in leichter Ellbogenbeugung neben dem Körper, die Handflächen zeigen nach oben.
Ihr Kopf liegt in Mittelstellung auf dem Hinterkopf auf, Ihr Blick ist nach oben gerichtet.

Grundspannung: Ziehen Sie beide Füße an und schieben Ihre Fersen gegen den Boden.
Ihre Lendenwirbelsäule hält Bodenkontakt, Gesäß- und Bauchmuskeln anspannen, Ihre Schulterblätter bewegen sich aufeinander zu.
Ihre Arme und Hände drücken Sie gegen den Boden, Ihre Halswirbelsäule strecken Sie weit nach hinten.

HINWEISE
■ Bewegen Sie Ihren Kopf nicht gegen die Brust.
■ Halten Sie die Spannung im Gesäß unbedingt bei, damit die Lendenwirbelsäule am Boden bleibt. Die angezogenen Füße unterstützen das.

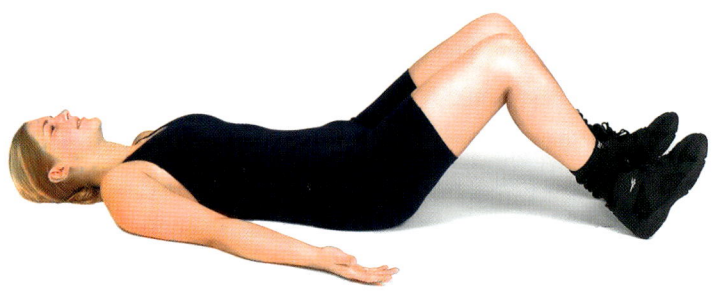

2   GRUNDHALTUNG BAUCHLAGE

BESCHREIBUNG

Ausgangsstellung: Sie liegen in Bauchlage auf dem Boden. Ihr Füße liegen hüftbreit mit dem Fußrücken auf. Ihre Arme liegen mit den Handflächen auf der Unterlage in U-Halte, Ihre Finger zeigen nach vorn. Ihre Ellbogen sind im rechten Winkel gebeugt, Ihre Oberarme liegen in Verlängerung des Schultergürtels auf. Ihr Kopf liegt mit der Stirn auf der Unterlage auf, ziehen Sie Ihr Kinn gegen die Brust.

Grundspannung: Beugen Sie Ihre Füße maximal an, Ihre Fußspitzen bleiben am Boden.
Halten Sie Ihre Beine gestreckt.
Richten Sie Ihr Becken auf, indem Sie Ihre Gesäßmuskeln anspannen. Drücken Sie dabei Ihr Schambein gegen den Boden, lösen Sie die Beckenkammknochen vom Boden, Ihr Bauchnabel ist leicht vom Boden abgehoben. Ihre Lendenwirbelsäule wird dadurch eher flach.
Drücken Sie mit Ihren Armen und Händen von den Ellbogen bis zu den Handflächen in die Unterlage.

HINWEISE

■ Führen Sie die Grundspannung in der Lendenwirbelsäule und im Becken bewusst durch.
■ Bauen Sie die Grundspannung mit ruhiger und gleichmäßiger Atmung auf.

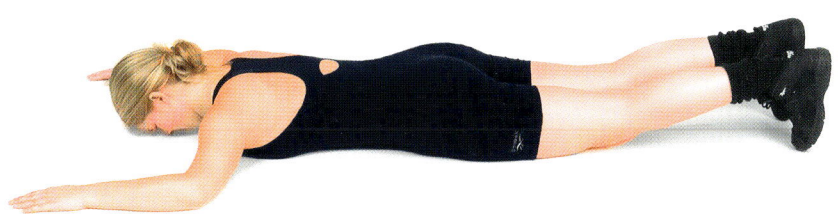

3   GRUNDHALTUNG SEITLAGE

BESCHREIBUNG

Ausgangsstellung: Sie liegen in Seitlage auf dem Boden.
Ihre Beine liegen angewinkelt aufeinander, sodass sich Ihr Kopf, Ihr Becken und Ihre Fersen auf einer Linie befinden.
Halten Sie Ihr Becken senkrecht ausbalanciert.
Ihr oberer Arm ist vor Ihrer Brust am Boden aufgestützt.
Ihr Kopf liegt in Verlängerung der Wirbelsäule auf Ihrem unteren Arm.

Grundspannung: Beugen Sie beide Füße an.
Heben Sie Ihr oberes Bein gestreckt hüftbreit nach oben ab.
Spannen Sie Gesäß- und Bauchmuskeln an, um Ihre Lendenwirbelsäule zu fixieren.
Drücken Sie Ihre vorn aufgestützte Hand gegen den Boden.

HINWEISE

■ Halten Sie Ihr Becken unbedingt stabil.
■ Halten Sie die Spannung zwischen Ihren Schulterblättern bei.

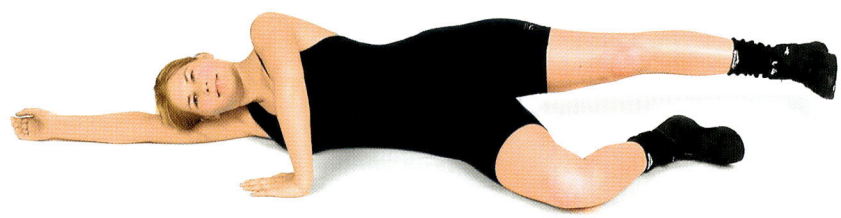

GRUNDHALTUNG VIERFÜSSLERSTAND

BESCHREIBUNG

Ausgangsstellung: Sie befinden sich im Vierfüßlerstand am Boden.
Setzen Sie Ihre Knie hüftbreit auf, Ihre Knie sind unter Ihren Hüftgelenken, die Oberschenkel stehen senkrecht, legen Sie Ihre Fußrücken auf dem Boden ab.
Ihre Hände setzen unter Ihren Schultergelenken auf, Ihre Finger zeigen leicht schräg nach vorne innen, Ihre Ellbogen sind leicht gebeugt.
Strecken Sie Ihre Halswirbelsäule in Verlängerung der Wirbelsäule. Schieben Sie Ihren Hinterkopf von der Körpermitte weg, drehen Sie Ihr Kinn leicht gegen Ihren Hals.

Grundspannung: Ziehen Sie Ihre Füße an, die Fußspitzen bleiben am Boden.
Spannen Sie Ihre Bauch- und Gesäßmuskulatur an.
Drücken Sie mit Ihren Händen gegen den Boden und halten Sie die sich aufbauende Spannung zwischen den Schulterblättern aus.

HINWEISE
- Verteilen Sie Ihr Gewicht gleichmäßig auf beide Hände.
- Verschieben Sie gegebenenfalls Ihren Körperschwerpunkt in der Ausgangsstellung leicht nach hinten.
- Dehnen Sie zunächst Ihre Handgelenkbeuger.

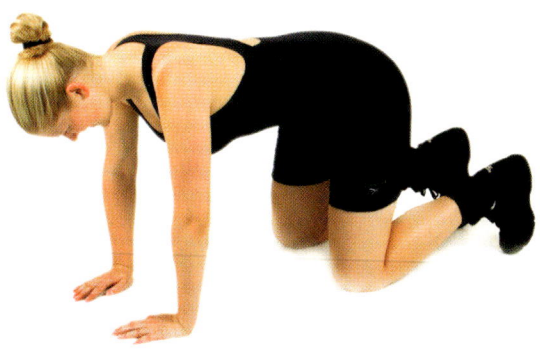

GRUNDHALTUNG KNIESTAND

BESCHREIBUNG

Ausgangsstellung: Sie knien in hüftbreiter Beinhaltung auf dem Boden. Ihre Füße liegen mit dem Fußrücken am Boden auf. Richten Sie Ihre Wirbelsäule vom Becken her über die Brust- und Halswirbelsäule auf. Ihr Brustbein zieht Sie nach vorne oben, während Ihre Schultern nach hinten unten fallen. Halten Sie Ihren Kopf in Verlängerung der Wirbelsäule.

Grundspannung: Spannen Sie Ihre Rumpfmuskeln, vor allem Ihre Bauch- und Gesäßmuskeln, kräftig an. Legen Sie Ihre Finger am Hinterkopf an und drücken mit Ihren Fingern kräftig gegen Ihren Kopf. Ihre Ellbogen zeigen deutlich nach außen. Im Rumpf halten Sie gegen diese Spannung. Ziehen Sie Ihre Fußspitzen an.

HINWEISE

- Drücken Sie mit Ihren Händen den Oberkörper und Kopf nicht nach vorne.
- Sollte der Druck auf die Knie und die Kniescheibe unangenehm stark werden, dann nehmen Sie Ihren aufgerichteten und stabilen Körper ein wenig nach hinten zurück. Diese Bewegung kann aber nur sehr begrenzt sein.

VARIATION

a. „Grundhaltung Einbeinkniestand": Nehmen Sie, wie beschrieben, die Ausgangsstellung im Kniestand ein. Setzen Sie nun ein Bein mit der gesamten Fußsohle vorne auf. Sie halten beide Beine annähernd rechtwinklig gebeugt. Verteilen Sie Ihr Körpergewicht so geschickt, dass Sie Ihr hinteres Knie stark entlasten, indem Sie Ihren Körper nur sehr wenig nach vorne oder nach hinten schieben. Ihre Arme schieben Sie mit gebeugtem Handgelenk in Verlängerung der Rumpfachse neben Ihrem Körper seitlich nach unten.

Spannen Sie Ihre Rumpfmuskeln im Bauch, Gesäß und Becken an. Und richten Sie sich kontinuierlich auf. Haben Sie das Gefühl, ständig größer zu werden und zu wachsen?

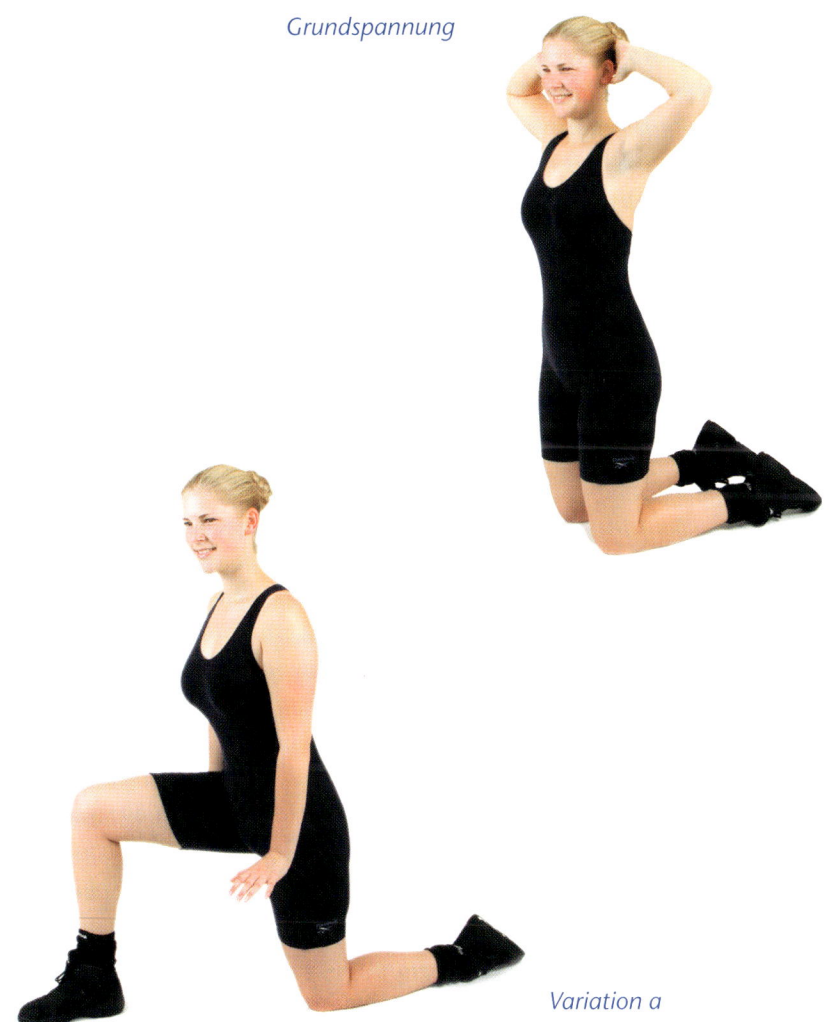

Grundspannung

Variation a

6

GRUNDHALTUNG SITZEN

BESCHREIBUNG

Ausgangsstellung: Sie sitzen auf einem Stuhl.
Ihre Fußsohlen berühren ganzflächig und gleichmäßig belastet den Boden.
Halten Sie Ihre Beine im Knie- und Hüftgelenk rechtwinklig gebeugt.
Nehmen Sie eine achsengerechte Fuß- und Beinstellung ein, Ihre Fuß-, Knie- und Hüftgelenke befinden sich in einer Ebene, eine gedachte Linie entlang des Oberschenkels läuft somit über den mittleren Zeh nach außen weiter.
Öffnen Sie Ihre Knie etwas über schulterbreit. Bilden Sie mit Ihren Beinen einen Sektor.
Kippen Sie Ihr Becken nach vorne: Aus einer Pendelbewegung des Beckens nach vorne und zurück halten Sie an dem Punkt inne, wo der Druck auf die Sitzbeinhöcker deutlich spürbar ist. Das ist die Haltung, aus der sich die physiologische Haltung für die Lendenwirbelsäule ergibt.
Heben Sie Ihren Brustkorb schräg nach vorne oben an.
Ihr Schultergürtel liegt locker auf, die Schulterblätter bewegen sich aufeinander zu und ziehen leicht nach unten.
Legen Sie Ihre Arme und Hände entspannt auf den Oberschenkeln ab.
Strecken Sie Ihre Halswirbelsäule, Ihren Blick richten Sie geradeaus und waagerecht zum Boden aus.

Grundspannung: Drücken Sie die Füße in den Boden und ziehen Sie Ihre Fersen zum Körper heran.
Greifen Sie mit den Händen vor der Brust ineinander und schieben Sie Ihre Ellbogen weit nach außen.
Behalten Sie dabei Ihre aufrechte Haltung, insbesondere auch im unteren Rumpf bei.

HINWEIS
■ Die beschriebene Ausgangsstellung gibt eine ideale Körperhaltung vor. An ihr sollten Sie sich orientieren, wenn Sie nun versuchen, Ihre gegebenen-

falls auch geringfügig abweichende, individuelle Körperhaltung zu finden. Erproben Sie zunächst die einzelnen Bewegungsmöglichkeiten der verschiedenen Körperbereiche und Gelenke im Sinne eines Kontrastlernens, bevor Sie sich anschließend Ihre aufrechte Haltung im Sitzen suchen.

VARIATION

a. „Grundhaltung Schneidersitz": Verschränken Sie Ihre Beine im Sitzen auf dem Boden in der Weise, dass sie sich möglichst gut aufrichten können. Bewegen Sie dazu Ihr Becken nach vorne. Ihre Lendenwirbelsäule bildet eine leichte Vorwölbung in Richtung der Beine. Heben Sie nun Ihren Brustkorb, indem Sie Ihre Schulterblätter zueinander und gleichzeitig nach unten in Richtung Gesäß bewegen. Strecken Sie Ihre Halswirbelsäule nach oben. Schieben Sie dazu Ihren Hinterkopf aus der Halswirbelsäule heraus nach oben.

Bevor Sie im Schneidersitz mit verschiedenen Kleingeräten zu üben beginnen, können Sie sich auch mit Ihren Händen, an den Knien ansetzend, in die aufrechte Haltung hineinziehen.

Ausgangsstellung   *Variation a.*

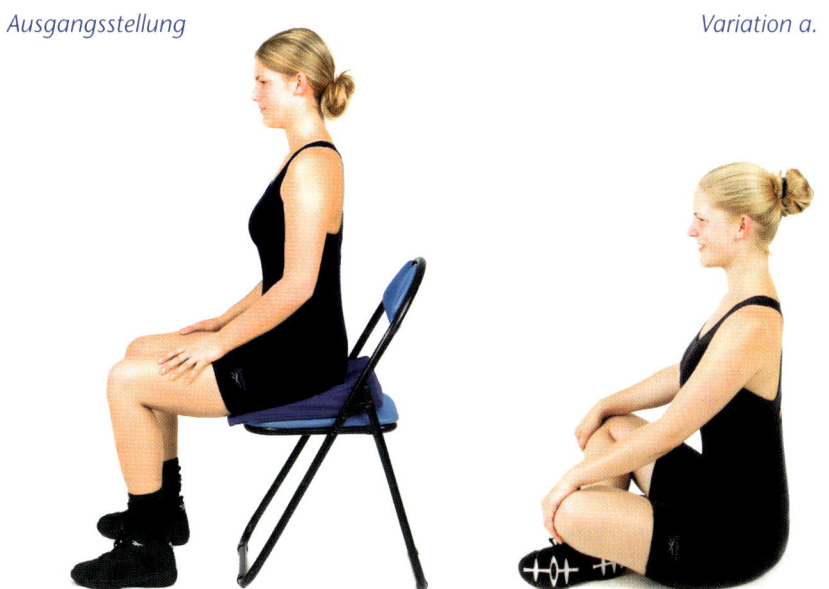

GRUNDHALTUNG RÜCKENGERECHTE BEUGEHALTUNG

BESCHREIBUNG

Ausgangsstellung: Sie stehen aufrecht in schulterbreiter Fußhaltung, Ihre Füße zeigen leicht nach außen.
Verlagern Sie Ihren Körperschwerpunkt nach unten, beugen Sie Ihre Knie, Ihr Oberkörper bleibt im Lot. Achten Sie auf die achsengerechte Beinhaltung, sodass sich Fuß-, Knie- und Hüftgelenke in einer Ebene befinden.
Beugen Sie Ihren Oberkörper im Hüftgelenk nach vorne, Ihre Wirbelsäule wird als Block gehalten, das heißt, Ihre Wirbelsäule bleibt in der Bewegung nach vorne stabil. Ihre Halswirbelsäule halten Sie in Verlängerung Ihrer Wirbelsäule.

Grundspannung: Schieben Sie aus der Oberkörpervorlage Ihre Arme kräftig in Verlängerung der Körperseiten nach hinten unten und beugen Sie Ihre Handgelenke nach vorne.
Spannen Sie Ihre Rumpfmuskeln an.

HINWEISE

■ Wenn Sie die rückengerechte Beugehaltung einnehmen wollen, um zum Beispiel schwere Gegenstände aufzuheben, sollten Sie dies, ausgehend vom aufrechten Stand, über die beschriebene Bewegungskette bei obiger Ausgangsstellung tun.
■ Beugen Sie Ihre Knie maximal bis zum rechten Winkel.
■ Geben Sie die Grundspannung im Rumpf nicht auf, halten Sie Ihre Wirbelsäule als Block stabil.
■ In der rückengerechten Beugehaltung können Sie funktionelle Kräftigungsübungen für Ihre Bein- und Rückenmuskulatur ausführen.

VARIATION

a. „Grundhaltung: Tiefe Rumpfbeuge": Bewegen Sie Ihren Oberkörper aus der rückengerechten Beugehaltung noch weiter bis maximal zur waagerechten Haltung hinunter. Halten Sie auch hier Ihre Halswirbelsäule gestreckt.

Führen Sie nun beide Arme gestreckt über unten nach vorne und beugen Sie sie dann an. Halten Sie Ihre Arme in der U-Halte stabil, Ihre Handflächen stehen senkrecht und Ihre Daumen zeigen nach oben. Ihre Ellbogen ziehen Ihre Arme dabei deutlich nach oben. Die Spannung zwischen den Schulterblättern und im unteren Rumpf halten. Ihre Lendenwirbelsäule bleibt leicht nach vorne gewölbt, sie ist auf keinen Fall nach hinten gerundet.

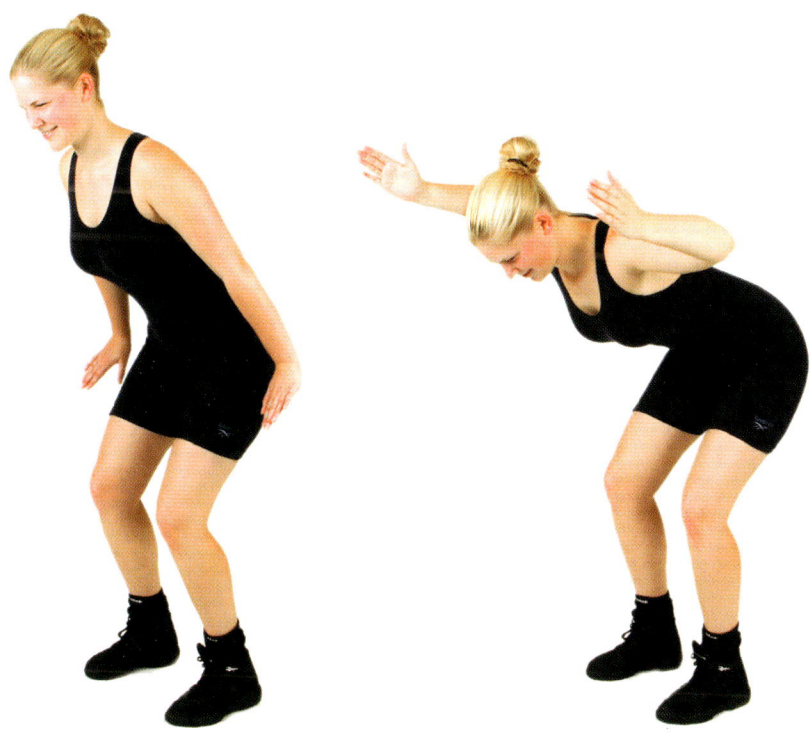

Grundspannung   *Variation a*

GRUNDHALTUNG STEHEN

BESCHREIBUNG

Ausgangsstellung: Sie stehen in hüfbreiter Fuß- und Beinhaltung, Ihre Füße zeigen leicht nach außen.

Ihre Kniegelenke halten Sie locker unter muskulärer Spannung, sie sind leicht gebeugt, Ihre Hüft-, Knie- und Fußgelenke bilden eine Ebene senkrecht übereinander.

Ihr Becken ist ausbalanciert, sodass sich Ihre Wirbelsäule physiologisch aufrichten kann.

Richten Sie Ihren Brustkorb auf, Ihr Brustbein zieht Sie dabei schräg nach vorne oben.

Halten Sie Ihren Kopf in Verlängerung der Wirbelsäule, blicken Sie geradeaus.

Ihr Schultergürtel ist entspannt.

Ihre Arme hängen locker seitlich neben dem Körper. Wenn Sie Ihre Arme leicht nach außen drehen, unterstützen Sie die Aufrichtung der Wirbelsäule, Ihre Schulterblätter werden zusammengeführt.

Grundspannung: Spannen Sie Ihre Gesäß- und Bauchmuskulatur an.

Stabilisieren Sie Ihren Schultergürtel, indem Sie Ihre Schulterblätter zueinander und gleichzeitig nach unten bewegen.

Atmen Sie ruhig und gleichmäßig weiter.

HINWEISE

- Um die aufrechte Körperhaltung im Stehen einzunehmen, beachten Sie vor allem die Brustkorbhebung und die Halswirbelsäulenstreckung.
- Zur Haltungskontrolle führen Sie gemeinsam mit Ihrem Partner die Übung „Das Lot fällen" aus dem Kapitel VII „Hitmix" (s. S. 173) mit einem Seil und einem Säckchen aus.
- Entscheidend zur Übung der aufrechten Körperhaltung im Stehen ist, dass Sie sich nicht nur auf die Stellung der Wirbelsäule konzentrieren, sondern dass Sie sich das Gesamtbild „Stehen" verinnerlichen.

Aus dieser Idealhaltung, die Sie durch Partnerkorrektur erreicht haben, müssen Sie nun zu Ihrer individuellen Haltung finden. Behalten Sie aber auf jeden Fall die Körperstreckung nach oben bei. Sie selbst sollten sich in Ihrer Haltung wohl fühlen.

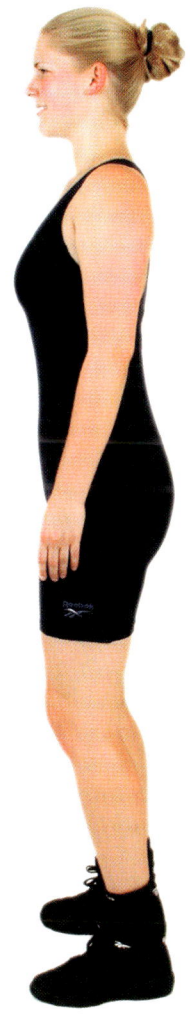

5   Das Training zu zweit oder in der Gruppe

Partnergymnastik oder Partnerübung bedeutet zunächst, dass sich zwei Menschen gemeinsam in einer Form bewegen, die das Miteinander von beiden erfordert. Die Bewegung kann also nicht ohne den anderen ausgeführt werden, es sei denn, der Partner lässt sich durch ein Hilfsmittel ersetzen. Es handelt sich somit um eine hochgradig pädagogische Interaktion. Für das Gelingen der Partnerübung reicht es nicht mehr aus, dass jeder Einzelne die Übung korrekt durchführt, sondern beide müssen sich auch mit der Person des anderen auseinander setzen. Dies verlangt unter anderem Fähigkeiten wie Kommunikations- und Kooperations-, aber auch Kritikvermögen.

Neben diesen Überlegungen gibt es jedoch bestimmte Voraussetzungen, die zu einer erfolgreichen Partner- oder auch Gruppengymnastik notwendig sind. Insbesondere übungsspezifische Bedingungen müssen bei einigen Übungen erfüllt sein, damit diese reibungslos gelingen.

Sensibel sein, sich untereinander mögen und miteinander Sport treiben wollen, sind darüber hinaus ebenfalls Ansätze, die zu einer guten und damit gesunden Übungsatmosphäre beitragen. In den Trainingsprogrammen finden Sie zahlreiche Übungsbeispiele, die ihren besonderen Wert in der Körperwahrnehmung haben (weitere Übungsanregungen finden Sie auch in: Jordan, A. u.a.: Fitness zu zweit. Aachen 2000). Sie sind geeignet, diese angesprochene Sensibilität in der Übungsbereitschaft und im Vertrauen der Trainierenden untereinander zu fördern.

Die weiteren Ausführungen (vgl. Abbildung 2) ergänzen diese Überlegungen.

Ziele

- Übungskompetenz.
- Sozialverhalten verbessern.
- Kommunikationsfähigkeit verbessern.
- Zu Kreativität anregen.
- Motivation zur Gymnastik steigern.
- Variables Üben/variantenreiches Bewegungslernen.

Voraussetzungen

- Individueller Art: Körperwahrnehmung, Wissen.
- Sozialer Art: Vertrauen, Sensibilität.
- Übungsspezifischer Art: Größe/Gewicht der Partner, Gewöhnung an das Übungsgerät, Haltung.

Aufgaben des Partners

- Übung des Partners durchführen.
- Widerstände setzen.
- Übungsposition stabilisieren.
- Bewegungsausführung beobachten.
- Bewegungsausführung korrigieren.
- Unterstützung leisten.
- Trainingspartner sein.

Abb. 2: Voraussetzungen und Ziele sowie Aufgaben des Partners in der Gymnastik zu zweit oder in der Gruppe

6   Die Trainingsstunde

Die wichtigsten Übungsprinzipien

Wie muss ein wirksames Trainingsprogramm gestaltet werden?
Sie wollen Ihrem Körper etwas Gutes tun. Orientieren Sie sich deshalb an den aufgeführten Übungsprinzipien, um eine Verbesserung Ihrer Fitness und Ihrer Gesundheit wirkungsvoll zu erreichen:

- Trainieren Sie regelmäßig, mindestens 2 x in der Woche!
- Überschätzen Sie sich nicht! Steigern Sie langsam den Trainingsumfang!
- Trainieren Sie abwechslungsreich!
- Führen Sie die Übungen kontrolliert durch!
- Beachten Sie die angegebene Ausgangsposition!
- Berücksichtigen Sie Ihre momentane körperliche Verfassung!

Welche Übungen sind zum Trainieren geeignet?
Nicht jede Übung muss von jedem geleistet werden. Orientieren Sie sich zunächst an den Übungsblöcken zur Kräftigungsgymnastik – wählen Sie hier einen für Sie besonders interessanten Block aus, wo das Übungsgerät fasziniert. In Abhängigkeit von Ihrem Trainingszustand und von Ihrer Bewegungserfahrung wählen Sie für sich sinnvolle Übungen aus.

Wenn Sie den Anstrengungsgrad erhöhen wollen, führen Sie zunächst entsprechend mehr Wiederholungen durch oder halten Sie die eingenommene Position länger. Im Verlauf des Übungsprozesses ergänzen Sie Ihr Training zunehmend auch durch Übungen mit anderen Geräten.

Welche Hinweise sollten zur Atmung gegeben werden?
Halten Sie während der Übungsphase nicht den Atem an. Versuchen Sie, bewusst und ruhig weiterzuatmen, auch wenn es vielleicht anstrengend sein sollte. Atmen Sie grundsätzlich beim Spannungsaufbau der Übung aus. Wenn Sie die Übung beenden und sich zur Ausgangsstellung zurückbewegen, atmen Sie ein. Als Hinweis zur Vermeidung einer Pressatmung zählen Sie Ihre Atemfrequenz mit. Sie haben dadurch auch die Möglichkeit, die Belastung zu dosieren.

Welche Bedeutung haben Vorschädigungen für das Training?

Sollten Sie unter akuten Beschwerden leiden oder bereits Vorschädigungen an bestimmten Organen haben, aber trotzdem an einem Training interessiert sein, besprechen Sie Ihr Vorgehen mit Ihrem Arzt.

Wann müssen Sie eine Übung abbrechen?

Hören Sie rechtzeitig mit dem Üben auf. Sollten Sie feststellen, dass Sie bei bestimmten Übungen immer wieder Probleme haben, die richtige Ausgangsstellung einzunehmen, Verspannungen empfinden oder die Übung nicht korrekt ausführen können, brechen Sie das Training ab. Lesen Sie nochmals genau die Übungsbeschreibung und informieren Sie sich in den ergänzenden Hinweisen zur Übung. Tritt keine Besserung ein, holen Sie sich Rat bei einer Bewegungsfachkraft.

Auf jeden Fall sollten Sie die Übung sofort beenden, wenn Schmerzen auftreten.

Hinweise und Voraussetzungen zum Üben

Treffen Sie einige wenige Vorbereitungen:

Planen Sie Ihre Fitnessgymnastik in den Tagesablauf ein!
Sind Sie daran interessiert, dauerhaft Ihren Körper gesundheits- und fitnessorientiert zu trainieren, müssen Sie ein regelmäßiges Training gewährleisten. Am besten, Sie verabreden sich gleich mit einem Partner zu einer festen Trainingszeit, in der Sie nicht gestört werden wollen.

Tragen Sie angemessene und bequeme Kleidung!
Tragen Sie zur Gymnastik eher sportliche Kleidung, die bequem ist und in der Sie sich gut bewegen können.

Wahl der Schuhe!
Schuhe sollten Sie auf jeden Fall bei Übungen tragen, wenn Sie laufen oder hüpfen. Besonders wichtig ist das Tragen von Schuhen auf wenig dämpfenden Böden. Zur Dehn- und Kräftigungsgymnastik sind Schuhe nicht erforderlich. Bei Entspannungsübungen hingegen sollten Sie Ihre Schuhe auf jeden Fall ausziehen.

Übungsfläche schaffen!
Um ein ansprechendes Gymnastikprogramm durchführen zu können, schaffen Sie sich so viel Platz, dass Sie sich auf den Boden legen und

auch einige Schritte gehen oder laufen können. Entfernen Sie scharf-kantige Gegenstände oder Möbelstücke, die leicht umfallen, aus der näheren Übungsumgebung. Die beschriebenen Geräte benötigen mit-unter viel Platz, wenn sie in koordinativ anspruchsvollen Übungen er-probt werden.

Übungshinweise beachten!

Lesen Sie neben der Übungsbeschreibung auch die ergänzenden Hin-weise.

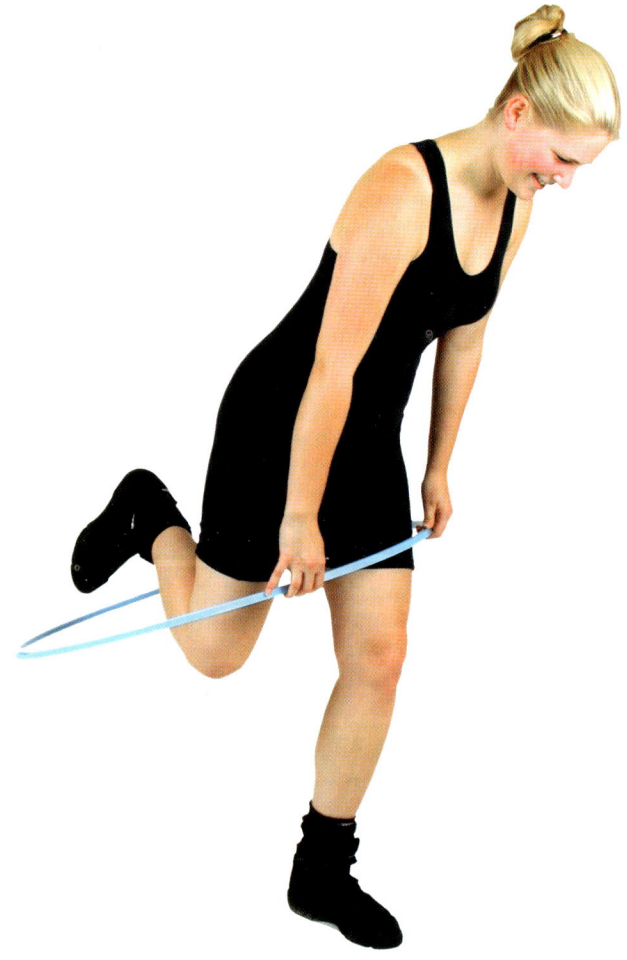

B DIE TRAININGSPROGRAMME

III Der Reifen – eine runde Sache, die Freude macht

1 Besonderheiten des Trainings mit dem Reifen

Der Reifen ist jedem Erwachsenen als *Hula-Hoop-Reifen* bekannt und daher nicht nur bei Kindern beliebt. Dabei hat das Kreisen um die Hüfte eine so hohe Anziehungskraft, dass viele sich immer wieder herausgefordert fühlen, es noch einmal zu probieren. Insbesondere dieses Ausprobieren ermöglicht zahlreiche kreative Anregungen, sodass mit dem Reifen über das Kreisen hinaus schnell weitere Verwendungsmöglichkeiten herausgefunden werden.

So ergeben sich mit und ohne weitere Kleingeräte Bewegungsformen wie das Rollen, Drehen, Werfen und Fangen, Schwingen sowie das Führen des Reifens am Ort und in der Fortbewegung. Neben einfachen wie auch anspruchsvollen Koordinationsübungen finden sich auch dynamische und statische Bewegungsausführungen zur Kräftigung der Muskulatur und Stabilisation des gesamten Körpers.

Außer in den klassischen Übungen der Turn- und Gymnastikstunde und in faszinierenden Veranstaltungsvorführungen lässt sich der Reifen auch hervorragend in der fitness- und gesundheitsorientierten Stunde verwenden. Denn der Reifen bietet mit seiner Beschaffenheit Vorteile für ein attraktives Bewegungstraining: so hat er keine Kanten, ist rund und fasst sich angenehm an. Bei Partnerübungen sorgt der Reifendurchmesser für genügend Nähe, aber auch für ausreichende Distanz. Die runde, geschlossene Form sorgt für Harmonie, die sich in der Bewegungsausführung ausdrückt. Der Reifen ist in verschiedenen Größen, Farben und Materialien erhältlich. Sehr geeignet sind die farbigen Kunststoffreifen. Sie rollen in der Regel gut, vermitteln eine freundliche Atmosphäre und sind zudem weniger bruchanfällig als herkömmliche Holzreifen. Als Reifengröße werden für die Anwendung der dargestellten Übungen von Erwachsenen 80 cm Durchmesser empfohlen.

Die Übungsprinzipien

Lassen Sie sich auf das Gerät „Reifen" ein, indem Sie mit dem Reifen experimentieren, das heißt, Bekanntes üben, Gesehenes erproben und Neues herausfinden. Nutzen Sie die dynamischen Bewegungsmöglichkeiten des Reifens aus und wechseln Sie dadurch immanent statische und konzentrierte Übungen mit bewegungsintensiven Formen ab. Seien Sie bei Zug- und Druckbewegungen mit und gegen den Reifen aber auch vorsichtig, indem Sie Ihren Krafteinsatz dem filigranen Gerät anpassen, um Schäden am Gerät zu vermeiden. Im Übrigen ist bei allen Übungsformen im Fitnesssport eine solide, stabilisierende Grundspannung im Körper mit dosiertem Krafteinsatz wesentlich funktioneller, effektiver und somit sinnvoller als größtmögliche Anstrengungen.

2 Aufwärmen

AUFWÄRMEN MIT EINEM REIFEN

BESCHREIBUNG

Schwungformen: Führen Sie verschiedene Schwungvariationen mit dem Reifen aus, wie zum Beispiel:

- Waagerecht zum Boden vor dem Körper.
- Waagerecht zum Boden um den Körper herum im Stand.
- Waagerecht zum Boden um den Körper herum in der Seitwärtsbewegung.
- Senkrecht vor dem Körper von rechts oben über unten nach links oben.
- Seitlich neben dem Körper mit Handwechsel vor dem Körper usw.

VARIATIONEN

a. Führen Sie die Bewegungen sowohl beidhändig als auch einhändig aus. Wechseln Sie Ihre Handhaltungen häufig.

b. Schwungformen sind Ganzkörperbewegungen. Beugen und strecken Sie Ihre Beine zum Rhythmus des Schwingens und nehmen Sie stets Ihren ganzen Körper mit. Lassen Sie die Bewegung des Reifens möglichst groß werden, weit weg vom Körper.

c. Lassen Sie den Reifen um Ihr Handgelenk, vielleicht sogar Fußgelenk, kreisen.

AUFWÄRMEN MIT EINEM REIFEN

BESCHREIBUNG

Rollender Reifen: Rollen Sie den Reifen im Wechsel mit der linken wie rechten Hand über den Boden. Laufen Sie nebenher und wechseln Sie dabei möglichst oft Ihre Laufrichtung und Laufform (vorwärts, rückwärts, seitwärts, um den Reifen herum, mit einem Bein den Reifen übersteigen usw.).

VARIATIONEN

a. Bei Musikstopp rollen Sie sich partnerweise die Reifen zu. Sie können sich die Reifen auch zuwerfen oder den anrollenden Reifen mit dem Fuß hochkicken, um ihn im Stehen, ohne sich zu bücken, auffangen zu können.

b. Laufen Sie mit rollendem Reifen auf engem Raum durcheinander. Wenn Sie einem weiteren Mitspieler begegnen, tauschen Sie Ihre Reifen aus.

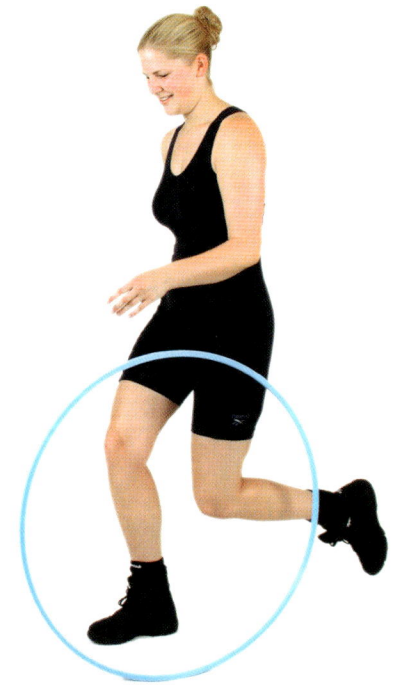

11   AUFWÄRMEN MIT EINEM REIFEN

BESCHREIBUNG

Mit Drall werfen: Werfen Sie den Reifen durch eine schnelle Handkippbewegung mit Drall an, sodass er nach dem Bodenkontakt wieder zu Ihnen zurückrollt.

VARIATION

a. Sie wechseln mit Ihrem Partner die Plätze und übernehmen jeweils den Reifen Ihres Partners.

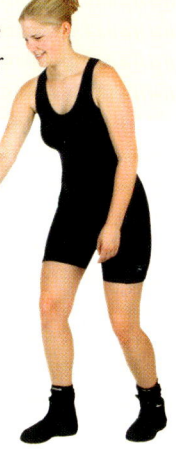

12   AUFWÄRMEN MIT EINEM REIFEN

BESCHREIBUNG

Den Reifen zwirbeln: Drehen Sie den Reifen mit viel Schwung am Ort.

VARIATIONEN

a. Umlaufen Sie den sich drehenden Reifen so oft wie möglich.
b. Heben Sie ein Bein über den sich drehenden Reifen.
c. Wechseln Sie auf Zuruf drei, vier oder fünf Reifen weiter.
d. Halten Sie gemeinsam in der Gruppe alle sich drehenden Reifen möglichst lange in Bewegung.

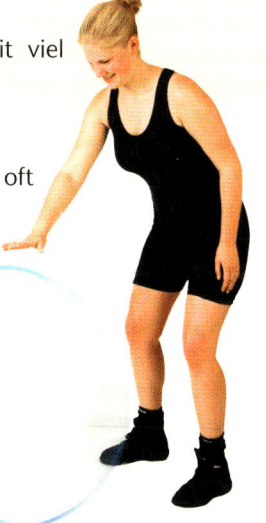

13   AUFWÄRMEN MIT EINEM REIFEN

BESCHREIBUNG

Reifenspringen: Versuchen Sie, den Reifen zu durchsteigen, am Ort wie auch in der Fortbewegung, im Gehen
und im Laufen. Versuchen Sie, mit dem Reifen seilzu-
springen.

14   AUFWÄRMEN MIT EINEM REIFEN UND EINEM PARTNER

BESCHREIBUNG

Steigen Sie durch einen Reifen hindurch, der von Ihrem
Partner gehalten wird.

VARIATION

a. Ihr Partner variiert die Höhe und
Lage des gehaltenen Reifens.

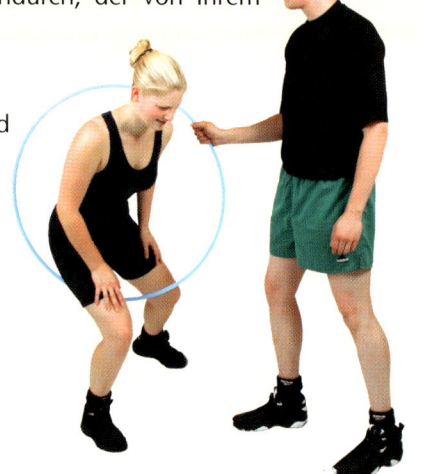

15   AUFWÄRMEN MIT MEHREREN REIFEN IN DER GRUPPE

BESCHREIBUNG

Drunter – drüber – mittendurch: Sie fassen mit Ihrem Partner einen Reifen und gehen oder laufen durch den Raum. Übersteigen oder unterlaufen Sie die Reifen anderer Paare. Zwei Paare verbinden sich zu einer Vierergruppe und trennen sich wieder.

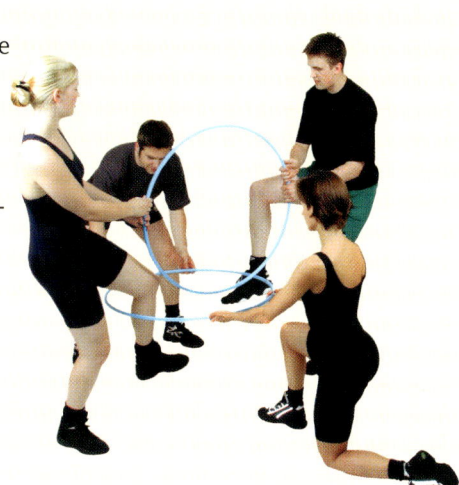

16   AUFWÄRMEN MIT EINEM REIFEN UND EINEM PARTNER

BESCHREIBUNG

Feuerreifen: Führen Sie Ihren Partner im Reifen durch den Raum, indem Sie den Reifen in verschiedene Richtungen bewegen. Ihr Partner darf jedoch den Reifen nicht berühren.

VARIATIONEN

a. Halten Sie den Reifen in verschiedene Höhen. Kippen Sie den Reifen leicht, sodass sich der Bewegungsradius für Ihren Partner weiter verkleinert.
b. Führen Sie Richtungsänderungen mit dem Reifen zunächst behutsam, dann rascher aus.

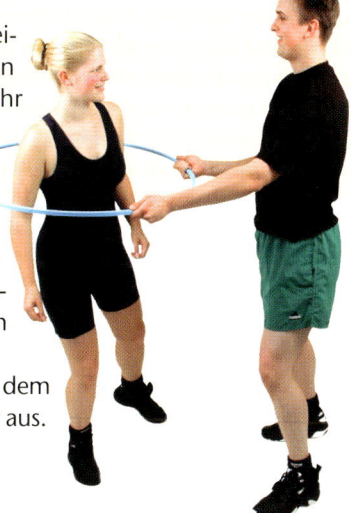

17 AUFWÄRMEN MIT EINEM REIFEN UND EINEM PARTNER

BESCHREIBUNG

Blindenführung: Sie und Ihr Partner fassen am Reifen an, Ihr Partner schließt die Augen. Führen Sie nun Ihren Partner mittels Reifenbewegungen durch den Raum. Wechseln Sie häufig die Richtung, führen Sie ihn auch seitlich, halten Sie den Reifen in verschiedene Höhen und Lagen.

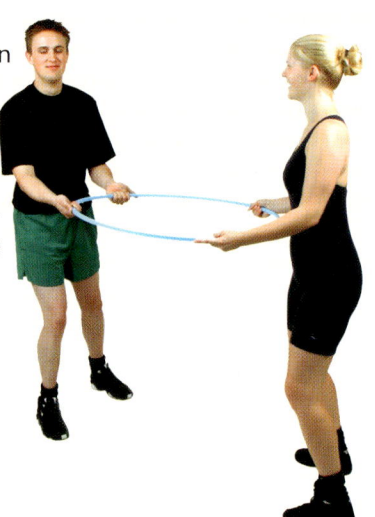

18 AUFWÄRMEN MIT EINEM REIFEN UND EINEM PARTNER

BESCHREIBUNG

Siamesische Zwillinge: Sie stehen mit Ihrem Partner im Reifen. Motivation: „Wer geht zuerst los? Wer will wohin gehen? Verändern sich die Positionen zueinander? Wer gibt die Richtung vor, wer lässt sich führen?"

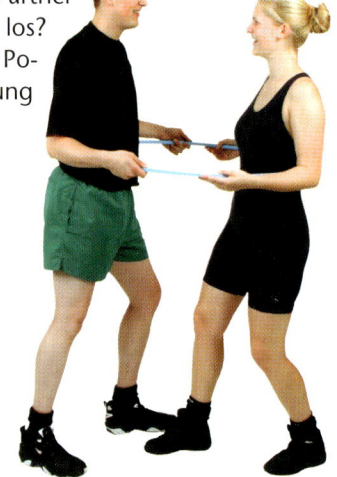

19 AUFWÄRMEN MIT EINEM REIFEN UND EINEM PARTNER

BESCHREIBUNG

Wildes Pferd: Sie befinden sich im Reifen, während Ihr Partner sich hinter Ihnen am Reifen festhält. Laufen Sie einfach los und variieren Sie möglichst vielseitig die Laufrichtung, das Tempo und die Laufform. Ihr Partner wird durch Sie geführt.

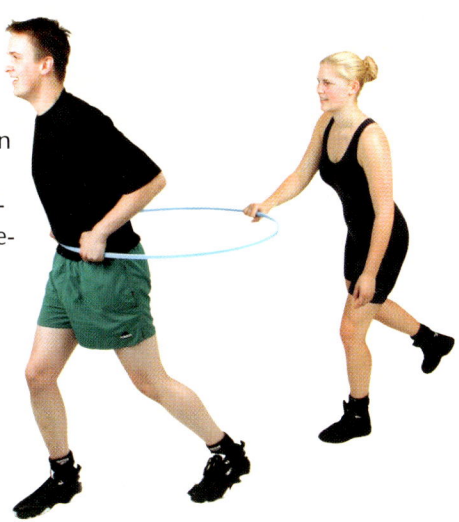

20 AUFWÄRMEN MIT EINEM REIFEN

BESCHREIBUNG

Balancieren: Balancieren Sie über den am Boden liegenden Reifen. Setzen Sie Fuß vor Fuß. Halten Sie Ihr Gleichgewicht, sowohl mit seitlich gehaltenen als auch mit angelegten Armen.

HINWEIS

■ Ziehen Sie Ihre Schuhe aus.

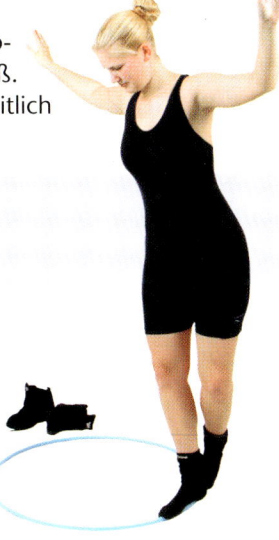

21 AUFWÄRMEN MIT MEHREREN REIFEN IN DER GRUPPE

BESCHREIBUNG

Alle Reifen liegen auf dem Boden. Bei Musikstopp sucht sich jeder Mitspieler einen Reifen. Auf Zuruf sollen nun innerhalb des Reifens verschiedene Bewegungen und Übungen ausgeführt werden, wie zum Beispiel in die Hocke gehen, mit den Händen den Reifen drehen, mit den Beinen den Reifen einklemmen, den Reifen durchsteigen usw.

VARIATIONEN

a. Auf Zuruf dürfen die Mitspieler nur mit bestimmten Reifenfarben üben.
b. Die Mitspieler überlegen sich Übungen, die von anderen ausgeführt werden sollen.

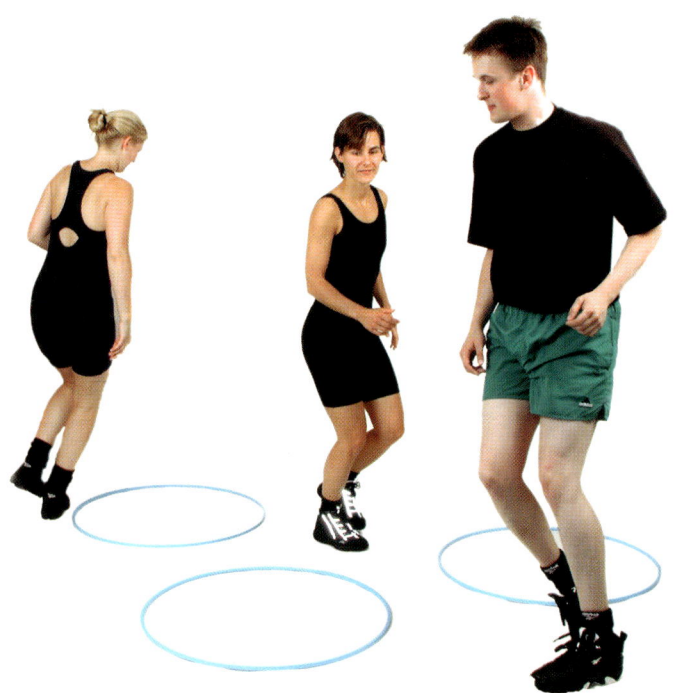

3 Kräftigungsübungen

22   KRÄFTIGUNGSÜBUNG MIT EINEM REIFEN

TRAININGSZIELE

Kräftigung der Beinmuskulatur
Kräftigung der Schulterblattmuskulatur
Wahrnehmung der Rückenhaltung

BESCHREIBUNG

Ausgangsstellung: Sie nehmen die Grundhaltung *rückengerechte Beuge-haltung* ein. Halten Sie den Reifen vor Ihrem Körper mit der Hand von unten fassend fest.

Übungsausführung: Verstärken Sie Ihre Körpervorlage durch Beugung in der Hüfte. Führen Sie eine Hand von hinten unten nach vorne oben durch den Reifen hindurch.
Motivation: „Etwas Schweres von unten durch den Reifen geben."

HINWEISE

■ Spüren Sie der Spannung zwischen Ihren Schulterblättern nach. Ihre Schultern ziehen gleichzeitig zur Mitte als auch nach unten in Richtung Gesäß.
■ Halten Sie Ihre Knie gebeugt und achten Sie auf die aufrechte Rückenhaltung.

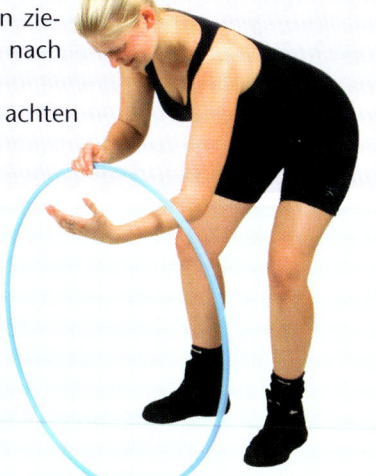

SCHWIERIGKEITSGRAD
leicht
mittel
schwer

23 — KRÄFTIGUNGSÜBUNG MIT EINEM REIFEN

TRAININGSZIELE

Kräftigung der Schulter- und Schulterblattmuskulatur
Stabilisation im Lendenwirbelsäulen-Hüft-Bereich

BESCHREIBUNG

Ausgangsstellung: Nehmen Sie die Grundhaltung *Stehen* ein. Fassen Sie mit leicht gebeugten Armen von außen hinter Ihrem Rücken in den Reifen.

Übungsausführung: Drücken Sie den Reifen ein wenig zusammen.

HINWEIS

■ Spüren Sie vor allem der Rückenaufrichtung und der Spannung zwischen den Schulterblättern nach.

VARIATIONEN

a. Verschieben Sie den Reifen unter Spannung ein wenig nach oben beziehungsweise unten sowie nach außen.
b. Ziehen Sie Ihre Hände und damit den Reifen nach außen auseinander.

SCHWIERIGKEITSGRAD

leicht
mittel
schwer

24   KRÄFTIGUNGSÜBUNG MIT EINEM REIFEN

TRAININGSZIELE   **Kräftigung** der Rückenstreckmuskulatur
Wahrnehmung der Körperhaltung

BESCHREIBUNG

Ausgangsstellung: Sie nehmen die Ausgangsstellung *tiefe Rumpfhalte* ein. Halten Sie den Reifen mit den Armen in der U-Halte vor Ihrem Körper.

Übungsausführung: Rollen Sie den Reifen wechselweise nach links und rechts.

HINWEISE

   Geben Sie Ihre Körperhaltung nicht auf.

■ Drehen Sie insbesondere Ihren Rumpf nicht zur Seite mit.

■ Beugen Sie sich nur so weit nach vorne unten, wie Sie Ihren Rücken auf-

■ recht halten können. Vermeiden Sie eine Rundrückenhaltung in der Lendenwirbelsäule.

SCHWIERIGKEITSGRAD

leicht
mittel
schwer

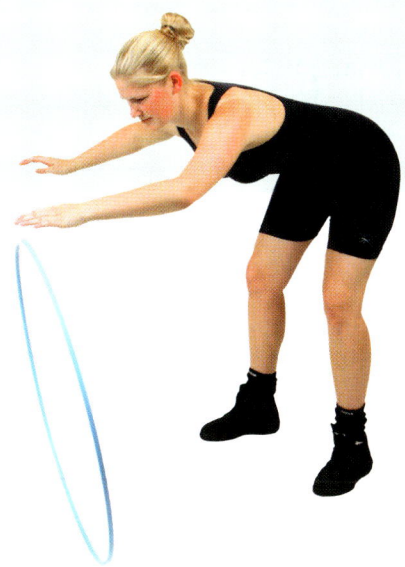

25 KRÄFTIGUNGSÜBUNG MIT EINEM REIFEN

TRAININGSZIELE

Kräftigung der Schulter- und Schulterblattmuskulatur
Schulung der aufrechten Körperhaltung

BESCHREIBUNG

Ausgangsstellung: Nehmen Sie die Grundhaltung *Stehen* ein.
Legen Sie den Reifen von oben auf Ihre Handinnen-flächen und schieben Sie Ihre Ellbogen nach außen.

Übungsausführung: Verschieben Sie den Reifen in Schulterhöhe nach vorne vom Körper weg und wieder zurück an den Körper heran.

HINWEISE

■ Halten Sie Ihre Schultern, nach hinten unten gezogen, stabil.
■ Nehmen Sie auch bei kleinen Schubbewegungen die Auswirkungen auf die Rücken- und Schulterbeanspruchung wahr.

VARIATIONEN

a. Drehen Sie Ihren Rumpf bei stabil gehaltenen Armen mit dem Reifen dicht am Körper wechselweise zur Seite nach außen. Halten Sie dabei Ihr Becken stabil. Führen Sie Ihren Kopf der Drehbewegung nach.
b. Variieren Sie die Reifenhöhe.
c. Drehen Sie den Reifen auch in geringem Umfang nach links oder nach rechts.
d. Halten Sie den Reifen senkrecht. Fassen Sie von außen in den Reifen hinein und ziehen Sie ihn auseinander beziehungsweise drücken Sie ihn leicht zusammen.
Verschieben Sie den Reifen vor und zurück.
Alternative Handhaltungen: Fassen Sie von innen mit Ihren Daumen in den Reifen und strecken Sie außen am Reifen Ihre Finger vorbei.
Oder: Ziehen Sie den Reifen nach außen, indem Sie mit Ihren gestreckten Fingern und Händen von innen in den Reifen fassen.
e. Kombinieren Sie diese Übung mit der nachfolgend beschriebenen Übung, indem Sie zunächst vor Ihrem Körper, dann über Ihrem Kopf üben.

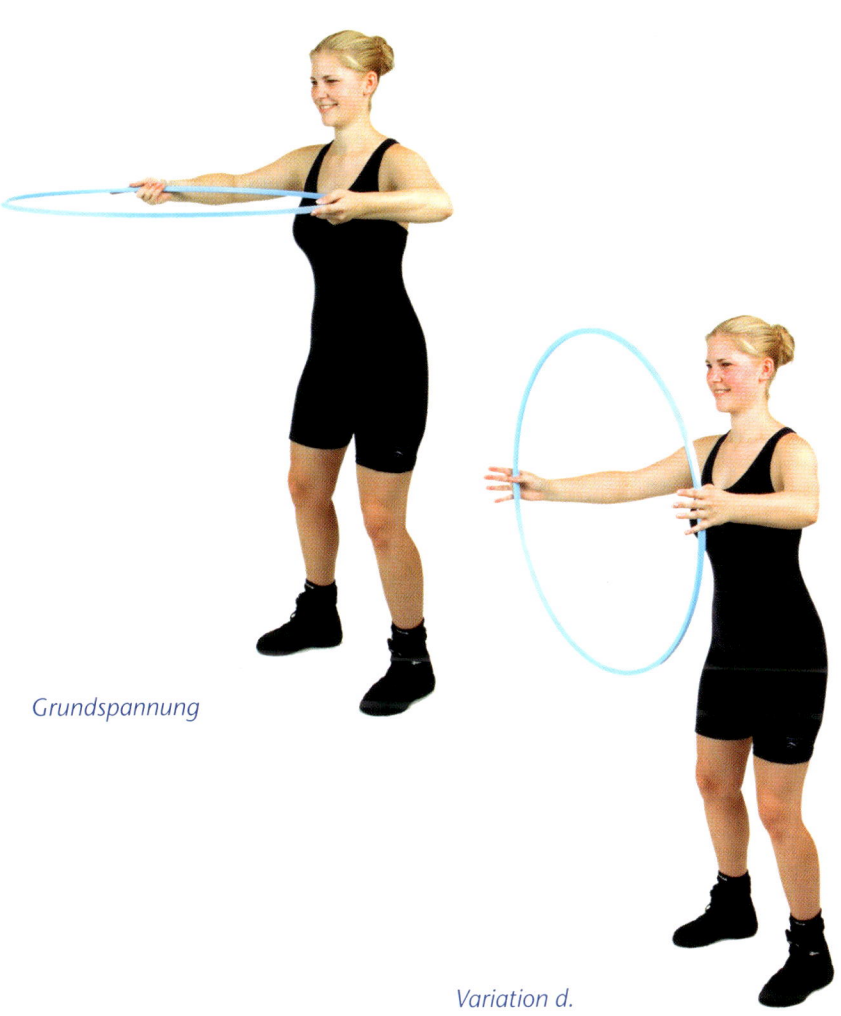

Grundspannung

Variation d.

SCHWIERIGKEITSGRAD
leicht
mittel
schwer

55

26   KRÄFTIGUNGSÜBUNG MIT EINEM REIFEN

TRAININGSZIELE

Kräftigung der Schulter- und Schulterblattmuskulatur
Kräftigung der gesamten Rückenmuskulatur

BESCHREIBUNG

Ausgangsstellung: Nehmen Sie die Grundhaltung *Stehen* ein.
Halten Sie den Reifen, mit den Händen von außen fassend, waagerecht über Ihrem Kopf. Führen Sie Ihre Ellbogen in Verlängerung des Schultergürtels zurück.

Übungsausführung: Ziehen Sie Ihre Hände nach außen. Verschieben Sie den Reifen durch Strecken und Beugen der Arme nach oben und wieder zurück.

HINWEIS

■ Atmen Sie gleichmäßig weiter. Beim Strecken der Arme atmen Sie ein, beim Beugen zurück zur U-Halte atmen Sie aus.

VARIATIONEN

a. Verschieben Sie den Reifen auch waagerecht nach vorne und wieder zurück. Behalten Sie dabei jedoch die Schultern nach hinten unten gezogen bei.

b. Verschieben Sie den Reifen aus der leichten Oberkörpervorlage in die Diagonale nach vorne oben.

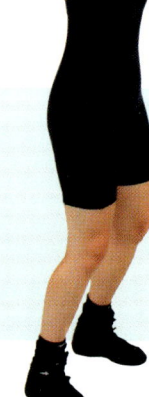

SCHWIERIGKEITSGRAD

leicht
mittel
schwer

27

KRÄFTIGUNGSÜBUNG MIT EINEM REIFEN

TRAININGSZIELE   **Kräftigung** der Schulter- und Schulterblattmuskulatur
Kräftigung der gesamten Rückenmuskulatur

BESCHREIBUNG

Ausgangsstellung: Sie nehmen die Grundhaltung *Bauchlage* ein.
Halten Sie den Reifen in der U-Halte von außen unten fest.
Ihre Arme liegen am Boden auf.

Übungsausführung: Heben Sie nun wechselweise einen Arm komplett minimal vom Boden ab, indem Sie dabei den Reifen kippen und Ihren Schultergürtel leicht drehen.

HINWEISE

■ Bewegen Sie Ihre Arme und Ihren Schultergürtel nur wenig und führen Sie die Bewegung langsam und kontrolliert durch.
■ Halten Sie die stabile Rücken- und Rumpfhaltung unbedingt bei.
■ Halten Sie Ihre Halswirbelsäule in Verlängerung Ihrer Wirbelsäule gestreckt.

VARIATION

a. Drücken Sie den liegen bleibenden Arm gleichzeitig in den Boden.

SCHWIERIGKEITSGRAD

leicht
mittel
schwer

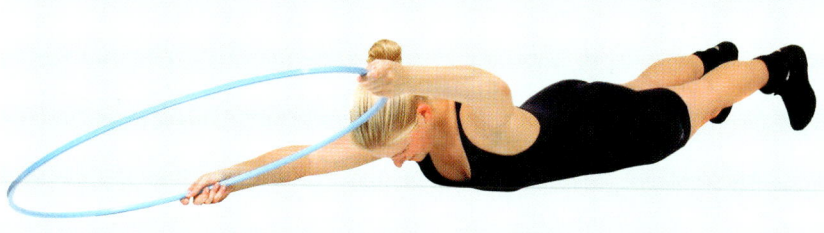

28

KRÄFTIGUNGSÜBUNG MIT EINEM REIFEN

TRAININGSZIELE   **Kräftigung** der Schulter- und Schulterblattmuskulatur
Kräftigung der gesamten Rückenmuskulatur

BESCHREIBUNG

Ausgangsstellung: Sie nehmen die Grundhaltung *Bauchlage* ein.
Halten Sie den Reifen in der U-Halte von außen unten fest.
Ihre Arme liegen am Boden auf.

Übungsausführung: Heben Sie beide Arme mit dem Reifen vom Boden ab.
Verschieben Sie den Reifen durch Strecken und Beugen Ihrer Arme vor und zurück.

HINWEISE

■ Spannen Sie die Bauch-, Gesäß- und Beckenmuskulatur fest an.
■ Atmen Sie gleichmäßig weiter. Atmen Sie der Anspannung im Rumpf entgegen.

VARIATION

a. Drehen Sie den stabilen Rumpf mit dem waagerecht gehaltenen Reifen wechselweise von einer zur anderen Seite. Verdrehen Sie Ihren Oberkörper dabei nicht.

SCHWIERIGKEITSGRAD

leicht
mittel
schwer

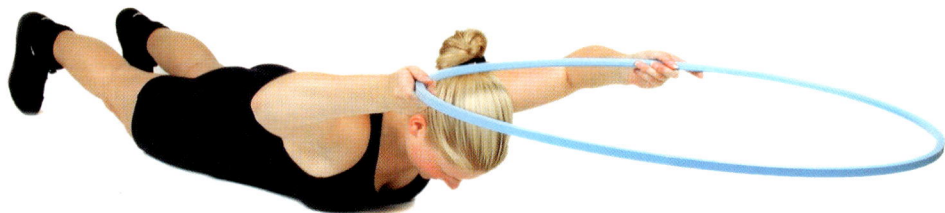

4 Beweglichkeitsübungen

BEWEGLICHKEITSÜBUNG MIT EINEM REIFEN

TRAININGSZIELE **Mobilisation** der Wirbelsäule in der Rotation
Wahrnehmung der Wirbelsäulenhaltung

BESCHREIBUNG

Ausgangsstellung: Sie nehmen die Grundhaltung *Stehen* ein.
Legen Sie den Reifen in die Handinnenflächen.

Übungsausführung: Drehen Sie Ihren Oberkörper zur rechten Seite, indem Sie Ihren linken Arm langsam strecken und dadurch die Drehbewegung einleiten.

HINWEISE

- Halten Sie bei der Drehbewegung unbedingt Ihr Becken stabil. Das Becken dreht sich nicht mit!
- Führen Sie die Bewegung sehr langsam aus. Sind Sie an Ihrer Bewegungsgrenze angekommen, leiten Sie die Umkehrbewegung zur anderen Seite ein.
- Atmen Sie bei der Drehbewegung, insbesondere im Endbereich, tief ein und lange aus.
- Halten Sie Ihren Rücken un-bedingt aufgerichtet. Sie werden das Gefühl haben, ständig zu wachsen.

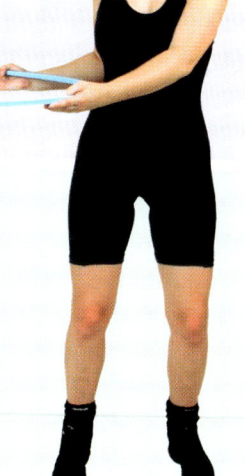

SCHWIERIGKEITSGRAD

leicht
mittel
schwer

30 — BEWEGLICHKEITSÜBUNG MIT EINEM REIFEN

TRAININGSZIELE
Mobilisation der Wirbelsäule in der Rotation
Dehnung der seitlichen Rumpfmuskulatur
Wahrnehmung der Wirbelsäulenhaltung

BESCHREIBUNG

Ausgangsstellung: Sie nehmen die Grundhaltung *Stehen* ein.
Halten Sie den Reifen mit den flachen Händen, von außen anfassend, über Ihrem Kopf.

Übungsausführung: Rollen Sie mit der rechten Hand über den Reifen und leiten Sie dadurch die Seitneigung zur linken Körperseite ein.

HINWEISE

■ Führen Sie die Bewegung jedoch nicht nur zur Seite, sondern auch gleichzeitig in die Diagonale nach oben aus.
■ Spannen Sie Ihre Rumpfmuskulatur an, um deutlich über die Seite ohne Rumpfdrehung beugen zu können.
■ Führen Sie die Bewegung sehr langsam aus. Sind Sie an Ihrer Bewegungsgrenze angekommen, leiten Sie die Umkehrbewegung zur anderen Seite ein.

SCHWIERIGKEITSGRAD
leicht
mittel
schwer

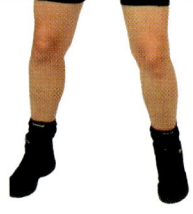

BEWEGLICHKEITSÜBUNG MIT EINEM REIFEN

TRAININGSZIELE **Mobilisation** der Wirbelsäule in der Seitneigung
Wahrnehmung der Wirbelsäulenhaltung

BESCHREIBUNG

Ausgangsstellung: Sie nehmen die Grundhaltung *Stehen* ein. Legen Sie den Reifen auf Ihre von innen kommenden Handflächen auf.

Übungsausführung: Drehen Sie Ihren Oberkörper wechselweise kontrolliert nach außen.

HINWEISE

■ Halten Sie bei der Drehbewegung unbedingt Ihr Becken stabil. Das Becken dreht sich nicht mit!
■ Atmen Sie bei der Drehbewegung, insbesondere im Endbereich, tief ein und lange aus.
■ Führen Sie die Bewegung sehr langsam aus. Sind Sie an Ihrer Bewegungsgrenze angekommen, leiten Sie die Umkehrbewegung zur anderen Seite ein.
■ Ihre Schulterblätter ziehen nach hinten unten.
■ Ihr Kopf folgt der Rumpfrotation allmählich.

SCHWIERIGKEITSGRAD
leicht
mittel
schwer

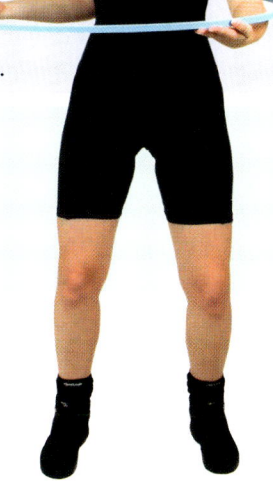

5 Übungen zu zweit oder in der Gruppe

32 KRÄFTIGUNGSÜBUNG MIT EINEM REIFEN UND EINEM PARTNER

TRAININGSZIELE **Kräftigung** der vorderen Oberschenkelmuskulatur
Stabilisation der Rumpfhaltung

BESCHREIBUNG

Ausgangsstellung: Sie stehen Ihrem Partner im Einbeinkniestand gegenüber. Legen Sie beide den Reifen auf Ihre Handinnenflächen. Schieben Sie Ihre Ellbogen nach außen.

Übungsausführung: Beugen und strecken Sie Ihr Standbein.

HINWEISE

- Halten Sie Ihren Oberkörper aufrecht und stabil im Lot.
- Sichern Sie sich durch den leicht aufgelegten hinteren Fuß ein stabiles Gleichgewicht.
- Stellen Sie sich vor, dass Sie eine große Last zu heben haben.

SCHWIERIGKEITSGRAD
leicht
mittel
schwer

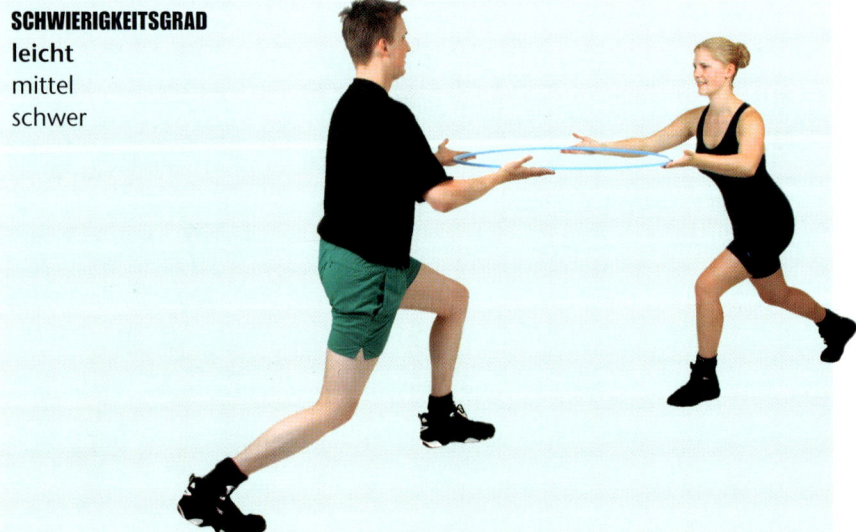

33 KRÄFTIGUNGSÜBUNG MIT EINEM REIFEN UND EINEM PARTNER

TRAININGSZIELE **Kräftigung** der vorderen Oberschenkelmuskulatur
Stabilisation der aufrechten Wirbelsäulenhaltung

BESCHREIBUNG

Ausgangsstellung: Sie stehen sich schulterbreit mit leicht gebeugten Beinen gegenüber, der Reifen wird von beiden Partnern
in der Mitte gehalten und von unten angefasst. Beide
Oberkörper fallen leicht nach hinten, ohne in die
Rücklage zu geraten.

Übungsausführung: Beugen und strecken Sie Ihre Beine langsam, maximal
jedoch bis zur rechtwinkligen Kniehaltung.

HINWEISE

■ Spannen Sie Bauch- und Gesäßmuskeln an, um den Rumpf zu stabilisieren und schieben Sie das Becken leicht vor.
■ Ihre Arme bewegen sich nur wenig.

VARIATION

a. Lassen Sie den Reifen zwischen
Ihren Körpern hin- und her-
wandern, indem Sie dem Zug
Ihres Partners nachgeben und
umgekehrt.

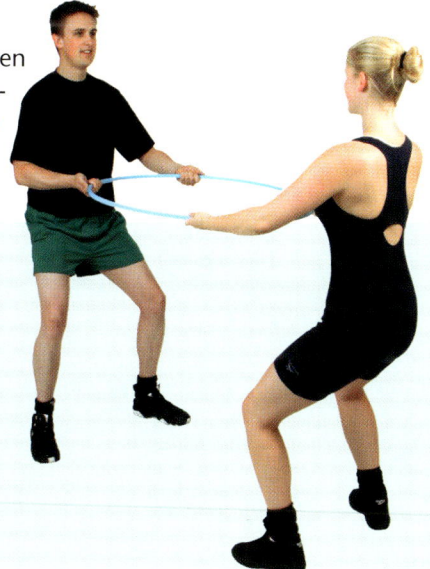

SCHWIERIGKEITSGRAD

leicht
mittel
schwer

KRÄFTIGUNGSÜBUNG MIT EINEM REIFEN UND EINEM PARTNER

TRAININGSZIELE   **Kräftigung** der inneren Oberschenkelmuskulatur
Kräftigung der Beinmuskulatur
Kräftigung der geraden Bauchmuskulatur

BESCHREIBUNG

Ausgangsstellung: Beide Partner sitzen aufrecht auf dem Boden und stützen sich mit den Händen hinter Ihrem Rücken auf, um die aufrechte Haltung zu stabilisieren. Auf den Füßen liegt ein Reifen.

Übungsausführung: Beide Partner bewegen den Rumpf in die Rücklage. Beide Partner ziehen gleichzeitig mit ihren Füßen den Reifen auseinander.

HINWEISE

■ Achten Sie auf Ihre stabile Beckenhaltung. Vermeiden Sie eine Rundrückenhaltung ebenso wie eine Überstreckung Ihrer Wirbelsäule.
■ Brechen Sie die Übung rechtzeitig ab. Ausweichbewegungen sind zu vermeiden.

VARIATION

a. Heben Sie Ihre Beine vom Boden ab. Drehen Sie mit Ihren Füßen den Reifen.

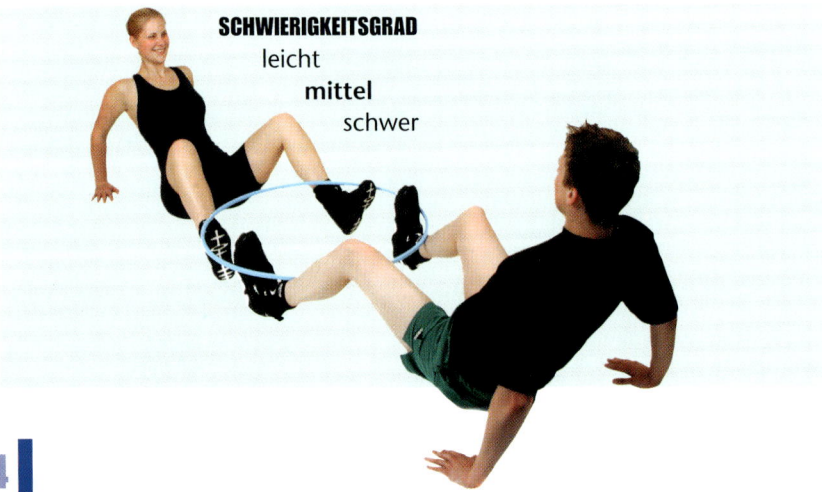

SCHWIERIGKEITSGRAD
leicht
mittel
schwer

KRÄFTIGUNGSÜBUNG MIT EINEM REIFEN UND EINEM PARTNER

TRAININGSZIELE **Kräftigung** der geraden Bauchmuskulatur
Kräftigung der Beinmuskulatur

BESCHREIBUNG

Ausgangsstellung: Sie nehmen beide die Grundhaltung *Rückenlage* ein. Legen Sie den Reifen auf Ihren rechtwinklig gehaltenen Beinen ab, Ihre Oberschenkel stehen senkrecht zum Rumpf.

Übungsausführung: Heben Sie Kopf, Arme und Schultern vom Boden ab. Verschieben Sie wechselweise den Reifen hin und her durch Beugen und Strecken Ihrer Beine.

HINWEISE

■ Halten Sie unbedingt Bodenkontakt mit Ihrer Lendenwirbelsäule.
■ Legen Sie Ihren Kopf in die Handflächen ab, Ihre Ellbogen zeigen deutlich nach außen.
■ Atmen Sie gleichmäßig weiter.

VARIATION

a. Lassen Sie den Reifen rotieren und um seine eigene Achse drehen.

SCHWIERIGKEITSGRAD

leicht
mittel
schwer

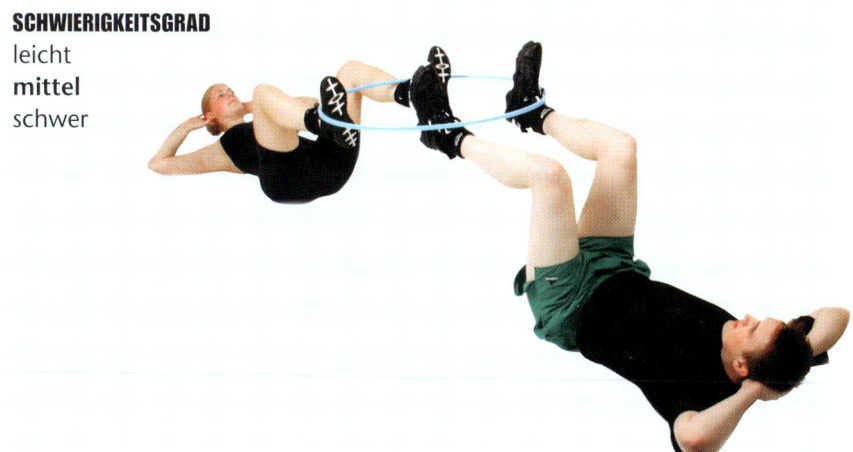

36 — KRÄFTIGUNGSÜBUNG MIT EINEM REIFEN UND EINEM PARTNER

TRAININGSZIELE
Kräftigung der Rückenstreckmuskulatur
Kräftigung der Schulterblattmuskulatur
Stabilisation der aufrechten Wirbelsäulenhaltung

BESCHREIBUNG

Ausgangsstellung: Sie nehmen die Grundhaltung *Schneidersitz* oder eine beliebige Haltung zum aufrechten Sitzen auf dem Boden ein. Der Reifen liegt in Schulterhöhe auf Ihren Händen. Ihre Ellbogen zeigen seitlich nach außen.

Übungsausführung: Verschieben Sie den Reifen zwischen Ihren Körpern, waagerecht gehalten, hin und her.

HINWEISE

■ Schieben Sie Ihren Hinterkopf weit nach oben, sodass Sie in der aufrechten Sitzhaltung bleiben können.
■ Kippen Sie Ihr Becken nach vorne, sodass Sie eine Rundrückenhaltung vermeiden. Sollten Ihnen das nicht gelingen, legen Sie sich ein Kissen unter das Gesäß oder setzen Sie sich auf Stühlen in Gegenüberstellung.

VARIATION

a. Während Sie sich beide am Reifen festhalten, lassen Sie Ihren Oberkörper langsam in sich zusammenfallen. Aus der runden Haltung bewegen Sie sich nun wieder zum aufrechten, aktiven Sitzen mit gestreckter Wirbelsäulenhaltung zurück.

SCHWIERIGKEITSGRAD
leicht
mittel
schwer

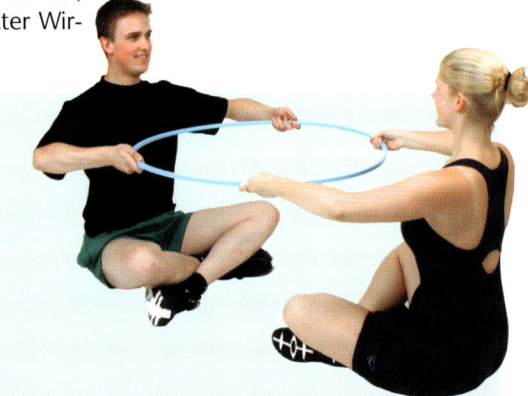

KRÄFTIGUNGSÜBUNG MIT EINEM REIFEN UND EINEM PARTNER

TRAININGSZIELE **Kräftigung** der gesamten Rückenstreckmuskulatur
Stabilisation der aufrechten Wirbelsäulenhaltung

BESCHREIBUNG

Ausgangsstellung: Sie sitzen im Schneidersitz mit aufgerichteter Wirbelsäule mit Ihrem Partner Rücken zu Rücken. Mit den gebeugten Armen in der U-Halte fassen Sie den Reifen. Ihre Daumen sind im Reifen, Ihre Hände setzen gestreckt innen am Reifen an.

Übungsausführung: Strecken Sie allmählich Ihre Arme mit dem Reifen nach oben und führen Sie ihn langsam wieder zurück. Üben Sie dabei mit den Händen Zug auf den Reifen nach außen aus.

HINWEISE

- Halten Sie die Spannung zwischen Ihren Schulterblättern bei, Ihre Ellbogen zeigen nach außen.
- Ihr Partner sollte nach Möglichkeit über eine ähnliche Rumpfgröße verfügen wie Sie. Ihre Rücken berühren sich nicht.
- Achten Sie darauf, dass Sie nicht in eine Rücklage geraten.
- Kippen Sie Ihr Becken nach vorne, sodass Sie eine Rundrückenhaltung vermeiden. Sollten Ihnen das nicht gelingen, legen Sie sich ein Kissen unter das Gesäß oder setzen Sie sich auf Stühlen in Gegenüberstellung.

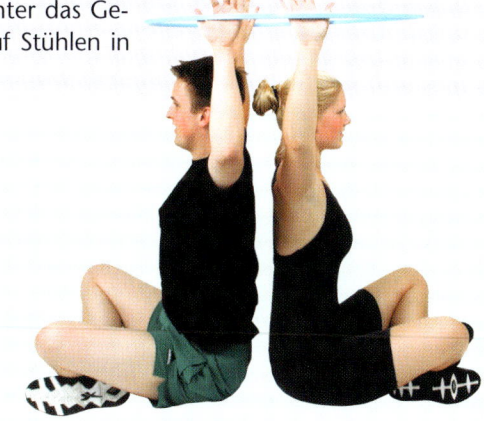

SCHWIERIGKEITSGRAD

leicht
mittel
schwer

KRÄFTIGUNGSÜBUNG MIT EINEM REIFEN UND EINEM PARTNER

TRAININGSZIELE

Kräftigung der Rückenstreckmuskulatur
Kräftigung der Schulterblattmuskulatur
Stabilisation der aufrechten Wirbelsäulenhaltung

BESCHREIBUNG

Ausgangsstellung: Sie sitzen mit aufgerichteter Wirbelsäulenhaltung auf dem Boden. Mit Ihren gebeugten Armen in U-Halte fassen Sie den Reifen über Ihrem Kopf.
Ihr Partner steht hinter Ihnen und fasst von außen an den Reifen an.

Übungsausführung: Versuchen Sie beide, zunächst mit geringer Anspannung, den Reifen waagerecht gegeneinander zu verdrehen.

HINWEISE

■ Beim Verdrehen bewegt sich der Reifen nicht.
■ Sollten Sie Schwierigkeiten haben, am Boden sitzend in die aufrechte Rückenhaltung zu kommen, so legen Sie sich ein Kissen unter das Gesäß oder setzen Sie sich auf einen Stuhl. Ihr Partner bleibt hinter Ihnen stehen.
■ Atmen Sie gleichmäßig weiter, vermeiden Sie beim Üben mit Ihrem Partner eine Pressatmung.

VARIATIONEN

a. Sie schieben den Reifen waagerecht zum Boden nach vorne und wieder zurück. Ihr Partner setzt Ihrer Bewegung jeweils einen leichten Widerstand entgegen.
b. Sie strecken Ihre Arme mit dem gehaltenen Reifen nach oben und beugen Ihre Arme wieder an, sodass Sie den Reifen zurück in die Ausgangshaltung ziehen. Ihr Partner bringt ebenfalls wieder beiden Bewegungen einen leichten Widerstand entgegen.

SCHWIERIGKEITSGRAD

leicht
mittel
schwer

Grundspannung

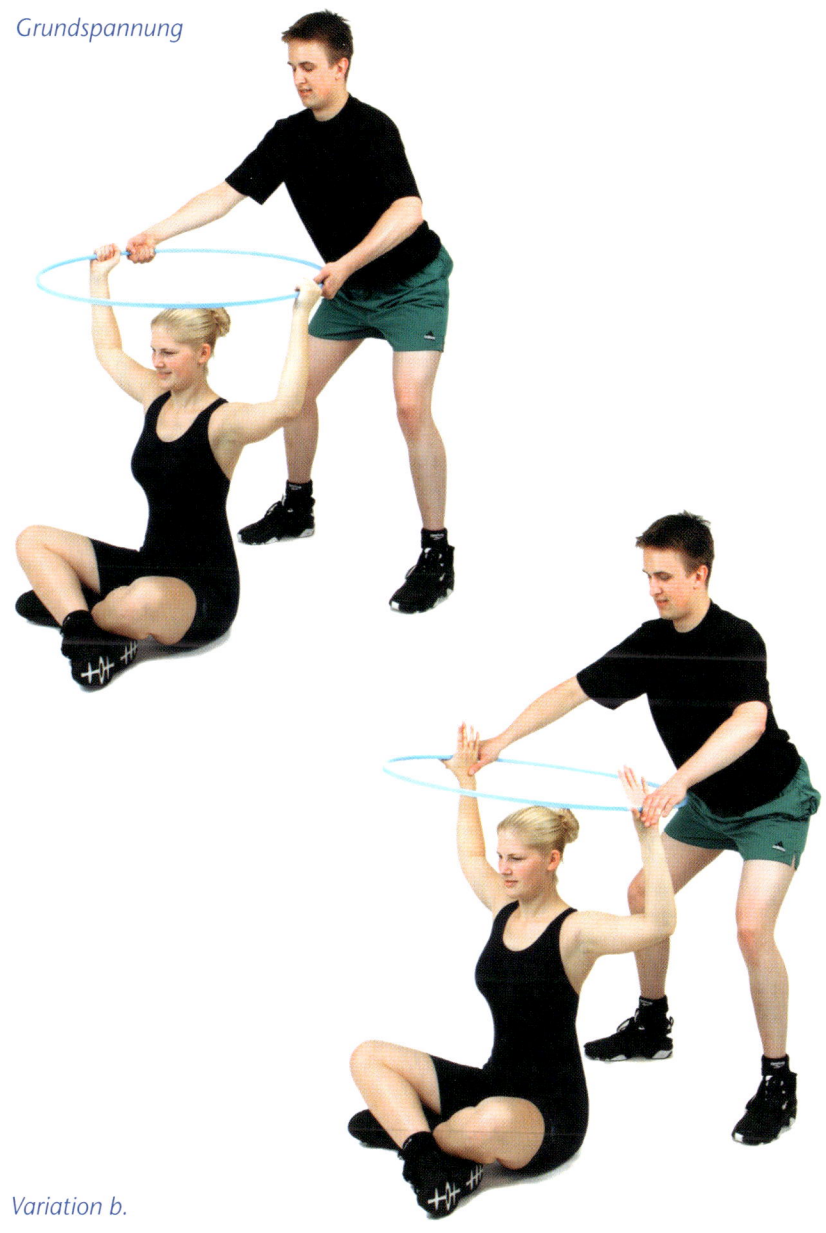

Variation b.

39   KRÄFTIGUNGSÜBUNG MIT EINEM REIFEN UND EINEM PARTNER

TRAININGSZIELE   **Kräftigung** der Schultergürtelmuskulatur
Stabilisation der aufrechten Wirbelsäulenhaltung

BESCHREIBUNG

Ausgangsstellung: Sie stehen Ihrem Partner in Grundhaltung aufrecht gegenüber. Sie fassen beide den Reifen von außen, während Ihre Ellbogen in Schulterhöhe nach außen zeigen.

Übungsausführung: Sie drehen beide den Reifen so gegeneinander, dass dieser sich nicht bewegen kann.

HINWEIS

■ Machen Sie aus der Übung keinen Kraftakt! Im Gegenteil: Bewegen Sie sich aus der Grundspannung mit einer leichten Anspannung zur jeweils dem Partner entgegengesetzten Richtung.

VARIATIONEN

a. Sie schieben den Reifen zum Partner, Ihr Partner hält dagegen.
b. Sie ziehen den Reifen auseinander, Ihr Partner drückt ihn zusammen.

SCHWIERIGKEITSGRAD

leicht
mittel
schwer

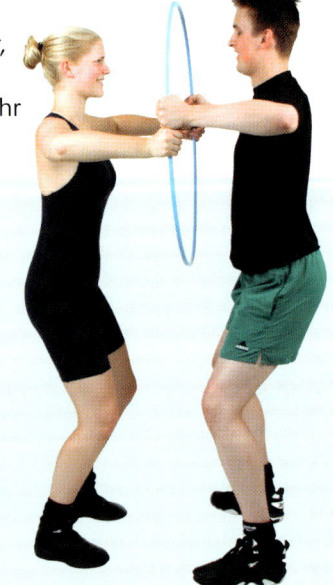

KRÄFTIGUNGSÜBUNG MIT EINEM REIFEN IN DER GRUPPE

TRAININGSZIELE
Kräftigung der vorderen Oberschenkelmuskulatur
Kräftigung der Hüftbeugemuskulatur
Stabilisation der aufrechten Körperhaltung
Gleichgewichtsfähigkeit

BESCHREIBUNG
Ausgangsstellung: Sie stehen in der Grundhaltung und fassen sich in der Gruppe an Ihren Händen an. Legen Sie den Reifen auf jeweils einen Ihrer Füße.

Übungsausführung: Heben Sie alle gleichzeitig Ihren Fuß mit dem Reifen vom Boden hoch und führen Sie ihn langsam wieder zum Boden zurück.

HINWEIS
■ Stabilisieren Sie sich gegenseitig. Halten Sie dazu vor allem auch Ihren Rumpf aktiv aufgerichtet.

VARIATIONEN
a. Wechseln Sie die Bein- und Fußseite fliegend.
b. Hüpfen Sie gemeinsam im Kreis herum.
c. Verändern Sie Ihre Handhaltung, indem Sie Ihre Handflächen gegeneinander drücken. Ihre Ellbogen zeigen nach außen.

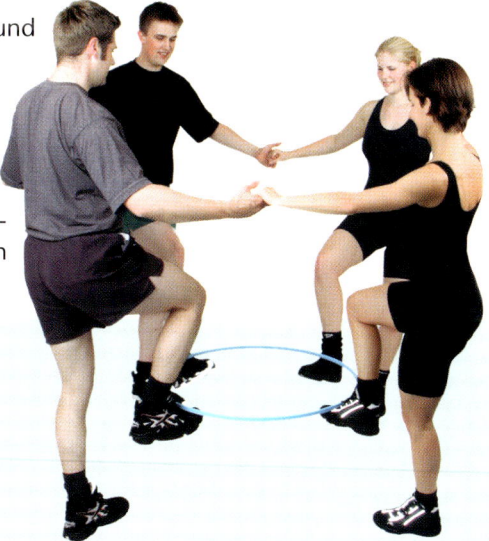

SCHWIERIGKEITSGRAD
leicht
mittel
schwer

41 KRÄFTIGUNGSÜBUNG MIT EINEM REIFEN IN DER GRUPPE

TRAININGSZIELE **Kräftigung** der vorderen Oberschenkelmuskulatur
Kräftigung der Schulterblattmuskulatur
Stabilisation der aufrechten Körperhaltung

BESCHREIBUNG

Ausgangsstellung: Sie stehen mit schulterbreiter Fußstellung in Kreisform und fassen mit der linken wie mit der rechten Hand in einen Reifen. Sie ziehen die beiden Reifen an Ihren Körper heran.

Übungsausführung: Sie beugen und strecken gemeinsam und gleichzeitig Ihre Beine im Wechsel.

HINWEISE

■ Stabilisieren Sie Ihren Körper vor allem durch eigene Muskelaktivität. Üben Sie am Reifen nur einen geringen Zug aus.
■ Schieben Sie Ihre Knie beim Tiefgehen nicht über Ihre Fußspitzen hinaus. Verlagern Sie Ihren Körperschwerpunkt eher nach hinten.

VARIATIONEN

a. Sie drücken die Reifen nach links und nach rechts leicht gegeneinander.
b. Sie stehen rücklings zueinander.

SCHWIERIGKEITSGRAD

leicht
mittel
schwer

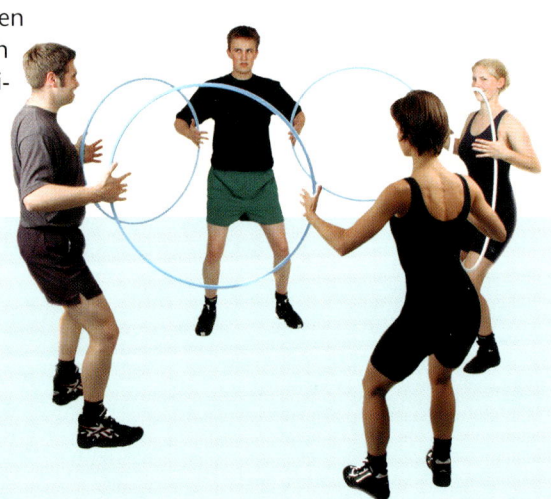

KOORDINATIONSÜBUNG MIT EINEM REIFEN IN DER GRUPPE

TRAININGSZIELE   Geschicklichkeit
                        Beweglichkeit

BESCHREIBUNG

Ausgangsstellung: Sie schieben Ihre Hüften gegen den Reifen.

Übungsausführung: Tragen Sie den Reifen durch den Raum.

HINWEIS

■ Spannen Sie Ihre untere Rumpfmuskulatur dabei an.

VARIATIONEN

a. Drehen Sie sich als Gruppe gemeinsam um Ihre eigene Achse und da-mit um den stillstehenden Reifen.
b. Durch eine Schwerpunktverlagerung Ihrer Körper bringen Sie den Rei-fen und die Gruppe zum Kreisen. Halten Sie aber durch Gesäßanspan-nung das Bewegungsausmaß in der Hüfte begrenzt.

SCHWIERIGKEITSGRAD

leicht
mittel
schwer

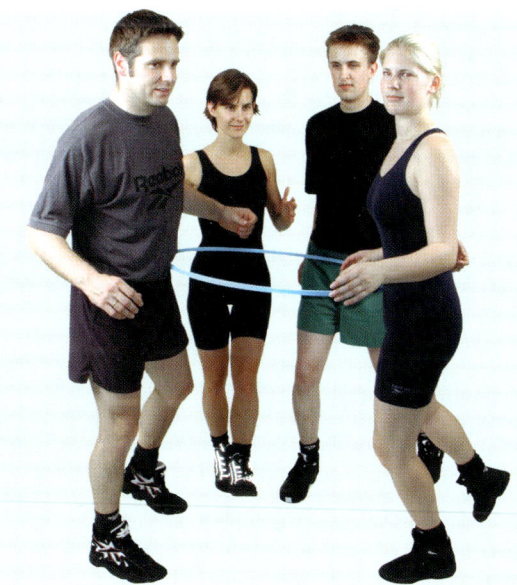

ÜBUNG MIT EINEM REIFEN IN DER GRUPPE

TRAININGSZIELE   Ganzkörperkräftigung
Bewegungsspaß

BESCHREIBUNG

Ausgangsstellung: Sie stehen in der Gruppe um den Reifen und fassen sich an Ihren Händen an.

Übungsausführung: Ziehen Sie sich gegenseitig an Ihren Händen. Motivation: „Wer zuerst in oder über den Reifen tritt, hat verloren."

HINWEISE

■ Diese Übung dient der Auflockerung und ist nicht unbedingt als konzentrierte Übungsform zu verstehen.

■ Steigern Sie Ihre Zugkraft allmählich.

■ Suchen Sie sich Partner in Ihrer Gruppe, die annähernd gleiches Gewicht und gleiche Größe wie Sie selbst haben.

SCHWIERIGKEITSGRAD

leicht
mittel
schwer

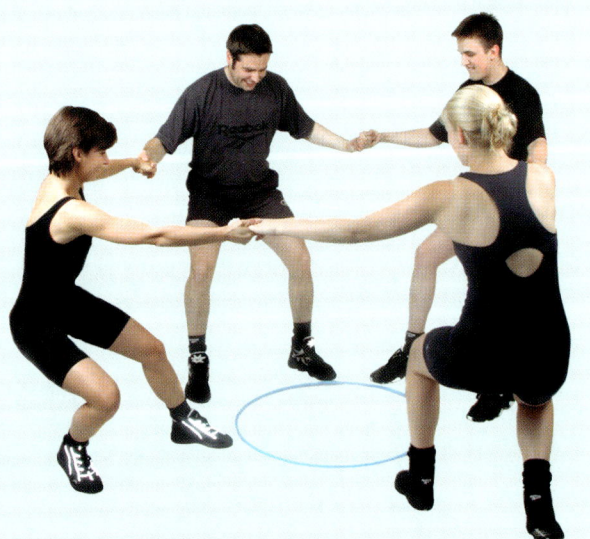

44 — ÜBUNG MIT MEHREREN REIFEN IN DER GRUPPE

TRAININGSZIELE Ausdauer
Orientierungsfähigkeit
Bewegungsspaß

BESCHREIBUNG

Ausgangsstellung: Jeder Mitspieler hat einen Reifen, den er durch Zwirbeln in Bewegung setzt.

Übungsausführung: *Alle Reifen drehen sich*: Alle Mitspieler laufen durch den Raum und versuchen gemeinsam, durch erneutes Andrehen der Reifen, alle Reifen ständig in der Drehbewegung zu halten.

HINWEIS

▪ Es darf kein Reifen zum völligen Stillstand kommen.

VARIATIONEN

a. Verwenden Sie wesentlich mehr Reifen als Mitspieler beteiligt sind.
b. Vergrößern Sie das Übungsfeld. Oder: Üben Sie auf sehr engem Raum.

SCHWIERIGKEITSGRAD

leicht
mittel
schwer

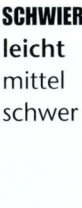

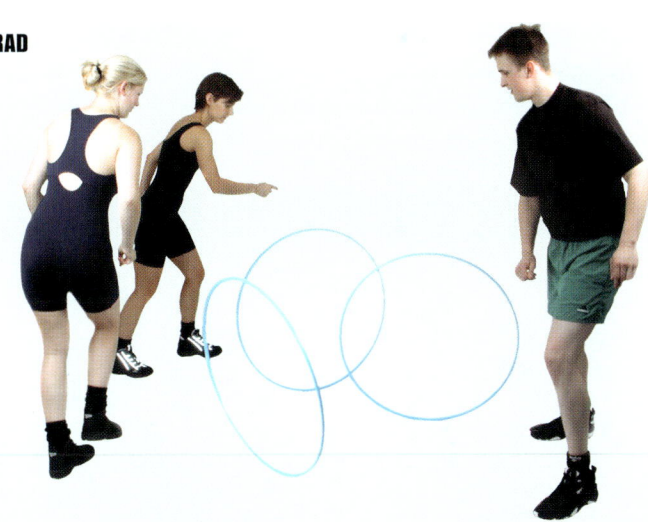

ÜBUNG MIT MEHREREN REIFEN IN DER GRUPPE

TRAININGSZIELE
Ausdauer
Orientierungsfähigkeit
Bewegungsspaß

BESCHREIBUNG

Ausgangsstellung: *Inselspringen*: Jeder Mitspieler legt seinen Reifen auf den Boden.

Übungsausführung: Auf Zuruf sollen verschiedene Bewegungen ausführt werden:
- Umlaufen Sie die Reifen, vorwärts oder rückwärts.
- Springen Sie von Reifen zu Reifen.
- Tippen Sie mit der Fußspitze, Ferse, Hand in die Reifen.
- Begrüßen Sie andere Mitspieler in einem Reifen mit bestimmten Körperteilen.

HINWEIS

■ Variieren Sie die Übungsintensität vor allem durch die Entfernung der am Boden liegenden Reifen zueinander.

VARIATIONEN

a. Legen Sie bestimmte Reifenfarben fest, die bei bestimmten Aufgaben benutzt werden sollen.
b. *Reise nach Jerusalem*: Nehmen Sie nach dem Musikstopp immer einen Reifen weg. Wer beim Musikstopp keinen Reifen findet und übrig bleibt, gibt entweder eine Übung oder eine neue Bewegungsart vor.

SCHWIERIGKEITSGRAD
leicht
mittel
schwer

46 ÜBUNG MIT MEHREREN REIFEN IN DER GRUPPE

TRAININGSZIELE Ausdauer
Geschicklichkeit
Bewegungsspaß

BESCHREIBUNG

Ausgangsstellung: *Wohnungssuche:* Jeder Mitspieler legt seinen Reifen auf den Boden.

Übungsausführung: Bei Musikstopp sucht sich jeder Mitspieler einen Reifen und stellt sich hinein. Bei jedem weiteren Stopp werden immer ein oder auch mehrere Reifen gleichzeitig weggenommen, sodass sich nun mehrere Mitspieler einen Reifen suchen müssen.
Motivation: „Mit wem wollen Sie Ihre Wohnung teilen? Wie viele Mitspieler passen in einen Reifen?"

HINWEIS

■ Kein Körperteil soll außerhalb des Reifens den Boden berühren.

VARIATIONEN

a. Schieben Sie den Reifen vom Boden über Ihre Körper zum Kopf hinaus und wieder zurück.

b. Bauen Sie akrobatische Figuren, damit noch weitere Mitspieler in Ihrem Reifen Platz finden.

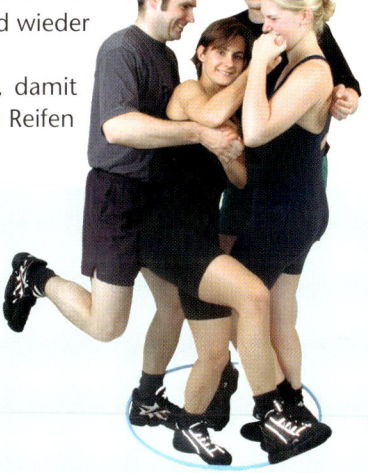

SCHWIERIGKEITSGRAD

leicht
mittel
schwer

47

ÜBUNG MIT ZWEI REIFEN IN DER GRUPPE

TRAININGSZIELE   Geschicklichkeit
Bewegungsspaß

BESCHREIBUNG

Ausgangsstellung: *Reifenjagd*: Sie stehen im Kreis und fassen sich an Ihren Händen an, wobei zwei gegenüberstehende Mitspieler einen Reifen über ihrer Schulter hängen haben.

Übungsausführung: Geben Sie die Reifen im Uhrzeigersinn weiter, ohne dass Sie Ihre Hände voneinander lösen, indem Sie sich geschickt durch die Reifen winden.
Motivation: „Gelingt es Ihnen, dass der eine Reifen den anderen einholt?"

HINWEIS

■ Es können 6-8 Mitspieler üben. Bei größeren Gruppen sollten Sie drei oder mehr Reifen benutzen.

SCHWIERIGKEITSGRAD

leicht
mittel
schwer

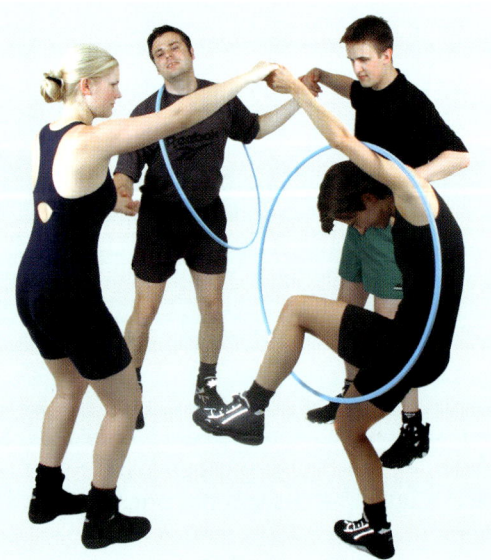

IV Das Seil – labil, schwungvoll und intensiv

1 Besonderheiten des Trainings mit dem Seil

Das Seil ist vor allem durch das Seilspringen und aus der Rhythmischen Sportgymnastik bekannt, wo es neben dem Springen auch zu verschiedenen Schwungformen eingesetzt wird. Beide genannten Formen lassen sich sehr gut zu Musik ausführen, wo ein deutlicher Takt die Sprung- und Schwungfrequenz bestimmt. Darüber hinaus kann das Seil auch zur vielseitigen Kräftigungsgymnastik alleine, zu zweit oder in der Gruppe verwendet werden.

Hierbei wird es ähnlich wie der Gymnastikstab benutzt, wobei es, drei- oder vierfach zusammengelegt, gehalten wird. Zusätzlich ist dabei die Zugkraft am Seil nach außen spürbar. Mehrere Seile miteinander verknüpft, ermöglichen in Gruppenübungen kommunikationsfördernde Prozesse. Seine Labilität erlaubt zusätzlich das Legen von Formen und Figuren oder das Nachzeichnen von einzelnen Bewegungen und Körperhaltungen.

Wenn Sie mehrere Seile verbinden wollen, benutzen Sie die *Ziehschlaufe*. Sie lässt sich wesentlich leichter wieder öffnen als gewöhnliche Knoten.
    Gewöhnlich ist das Seil 3 m lang und in verschiedenen Farben erhältlich. Diese können bei Spielformen zur **Beschreibung** besonderer Aufgaben oder auch einfach zum Sortieren verwendet werden. In den nachfolgend beschriebenen Übungen finden Sie bei den Variationen Anregungen dazu.

Die Übungsprinzipien

Probieren Sie aus, was Ihnen mit dem Seil an Bewegungen in den Sinn kommt. Aber nehmen Sie sich auch an einigen Stellen zurück. Nicht alles und jedes, was Sie früher gut beherrschten, ist heute ohne weiteres noch möglich. Finden Sie deshalb die eigene Balance zwischen bewusster und intensiver Anstrengung auf der einen Seite und einem gesundheitsfördernden und belastungsausgleichenden Üben auf der anderen Seite. Wenn Sie unbedingt *Seilspringen* wollen, dann tun Sie das, aber beachten Sie die Warnsignale Ihres Körpers, wenn er Ihnen sagen will, dass es für heute reicht. Anstatt dann weiter zu laufen und zu springen, können Sie auch viele Übungen entsprechend im Gehen oder im Federn ausführen.

Bei Kräftigungsübungen achten Sie darauf, dass das Seil grundsätzlich gespannt bleibt. Halten Sie sich in einer guten Grundspannung, bei der Sie Ihren Körper physiologisch fixiert haben. Vermeiden Sie jedoch eine zu starre Haltung, bei der das Seil in den Körper einschneiden könnte. Bei Übungen mit wechselnder Körperspannung reduzieren Sie Ihr Bewegungsausmaß auf ein Minimum. Das Seil wird kurzzeitig durchhängen, bevor Sie es mit der Übungsausführung wieder spannen werden.

2   Aufwärmen

AUFWÄRMEN MIT MEHREREN SEILEN IN DER GRUPPE

BESCHREIBUNG
Hepp, hopp, zack: Die Mitspieler laufen paarweise nebeneinander im Kreis und sind durch ein Seil miteinander verbunden. Sie reagieren auf folgende Kommandos:

- *Hepp:* Plätze miteinander tauschen; der äußere Mitspieler läuft nun innen, der innere außen.
- *Hopp:* Über das Seil springen.
- *Zack:* Richtungswechsel; in die andere Kreisrichtung laufen.

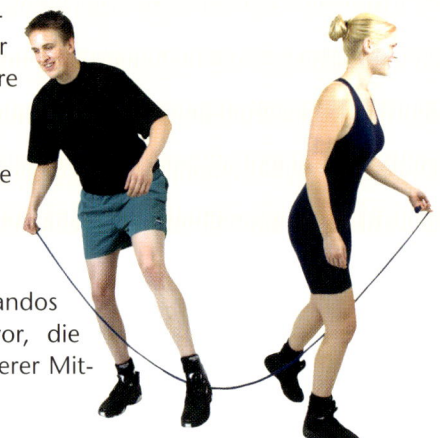

VARIATION
a. Führen Sie weitere Kommandos ein. Geben Sie Aufgaben vor, die gelöst werden sollen. Ein anderer Mitspieler gibt die Kommandos.

49   AUFWÄRMEN MIT MEHREREN SEILEN IN DER GRUPPE

BESCHREIBUNG

Zahlen legen: Legen Sie mit den Seilen die Zahlen 3-8 auf den Boden. Bei Musikstopp bleibt jeder Mitspieler bei einer Zahl stehen. Auf Zuruf muss jeder eine Übung, zum Beispiel *Hampelmann springen*, so oft wiederholen, wie es seine Zahl vorgibt.

VARIATION

a. Legen Sie zu jeder Zahl eine andere Übungsanleitung aus.

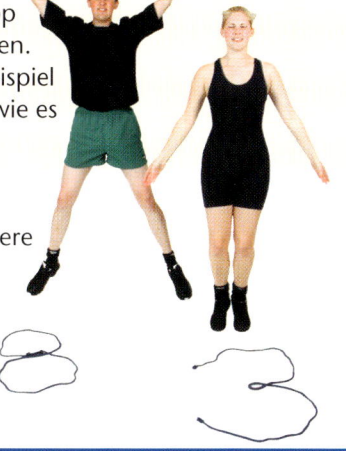

50   AUFWÄRMEN MIT MEHREREN SEILEN IN DER GRUPPE

BESCHREIBUNG

Formen legen: Es liegen mehrere Seilhäufchen am Boden. Bei Musikstopp bleibt jeder Mitspieler bei einem Seil stehen. Legen Sie mit Ihren Füßen das Seil in einer beliebigen oder einer vorgegebenen Form aus.

VARIATIONEN

a. Schreiben Sie ein Wort; legen Sie Buchstaben.
b. Stimmen Sie sich zu zweit oder in der Gruppe zu einem darzustellenden Thema ab.
c. Finden Sie sich mit Mitspielern eines gleichfarbigen oder verschiedenfarbigen Seils zusammen.
d. Ziehen Sie Ihre Schuhe dazu aus.

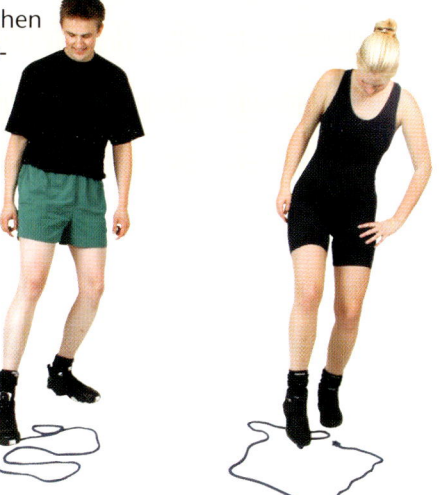

51 AUFWÄRMEN MIT MEHREREN SEILEN IN DER GRUPPE

BESCHREIBUNG

Katze und Maus: Verbinden Sie 3-6 Seile zu einem Rundtau. Die Mitspieler fassen am Rundtau an, wobei einer die *Maus* spielt. Die *Katze* steht außerhalb des Kreises und fasst das Seil nicht an. Nun versucht die *Katze,* die *Maus* zu fangen, wobei die Spieler am Tau versuchen, durch geschicktes Laufen im Kreis den Abstand zwischen *Katze* und *Maus* möglichst groß zu halten. Richtungswechsel sind besonders reizvoll.

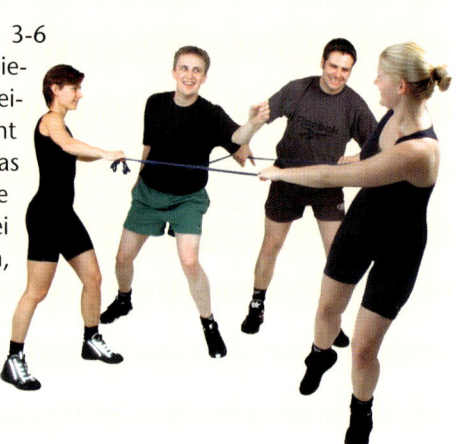

52 AUFWÄRMEN MIT DREI SEILEN IN DER GRUPPE

BESCHREIBUNG

Einen Zopf flechten: Ein Mitspieler hält ein Ende der drei Seile zusammen. Nun laufen die anderen drei im Wechsel so hin und her, dass sie ihre Seile zu einem *Zopf* zusammenflechten. Dabei müssen sie auch unter dem Seil hindurchlaufen.

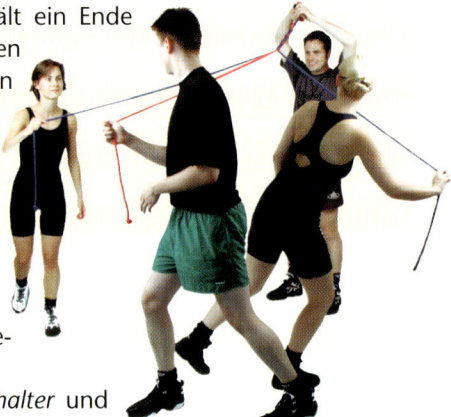

VARIATIONEN

a. Entflechten Sie das Seil auf die gleiche Art und Weise im umgekehrten Verfahren.
b. Tauschen Sie Ihre Rollen als *Seilhalter* und *Zopfknüpfer.*
c. Führen Sie die Aufgabe als Wettkampf in der Gruppe durch. Welche Gruppe hat zuerst den *Zopf* geknüpft?

3 Kräftigungsübungen

53 | KRÄFTIGUNGSÜBUNG MIT EINEM SEIL

TRAININGSZIELE   **Kräftigung** der geraden Bauchmuskulatur
Kräftigung der gesamten Beinmuskulatur
Wahrnehmung der Wirbelsäulenhaltung

BESCHREIBUNG
Ausgangsstellung: Sie sitzen aufrecht am Boden. Halten Sie die Seilenden, mit den Handflächen nach oben geöffnet, fest. Treten Sie mit den Füßen in die Seilschlinge, wobei Ihre Beine leicht angestellt sind.

Übungsausführung: Strecken Sie wechselweise ein Bein gegen den Seilwiderstand. Geben Sie der Seilbewegung durch leichtes Strecken des gleichseitigen Arms nach.

HINWEISE
■ Behalten Sie unbedingt die aufgerichtete Wirbelsäulenstellung bei.
■ Atmen Sie langsam aus, während Sie Ihr Bein strecken.

VARIATION
a. Lassen Sie beide Beine angestellt. Bewegen Sie Ihren Oberkörper, im Block gehalten, in die Rückenlage, ziehen Sie sich über das Seil wieder nach vorne.

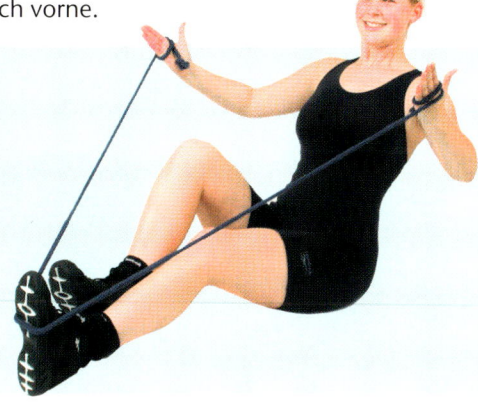

SCHWIERIGKEITSGRAD
leicht
mittel
schwer

54 KRÄFTIGUNGSÜBUNG MIT EINEM SEIL

TRAININGSZIEL	**Kräftigung** der geraden Bauchmuskulatur

BESCHREIBUNG

Ausgangsstellung: Nehmen Sie die Grundhaltung *Rückenlage* ein. Verbinden Sie das Seil mit einer *Ziehschlaufe* zu einer Schlinge. Fassen Sie so in die Schlinge, dass Sie Ihre Arme in U-Halte haben.

Übungsausführung: Lösen Sie Kopf, Schulterblätter und Arme vom Boden. Schieben Sie Ihre Arme zur Streckung wechselweise oder gleichzeitig diagonal nach hinten.

HINWEISE

■ Ihre Handflächen zeigen zueinander, die Daumen zeigen nach hinten.
■ Atmen Sie unbedingt weiter.

VARIATION

a. Zur Erleichterung halten Sie Ihre Arme mit dem Seil oberhalb Ihrer Brust und spannen Sie das Seil dort nach außen.

SCHWIERIGKEITSGRAD
leicht
mittel
schwer

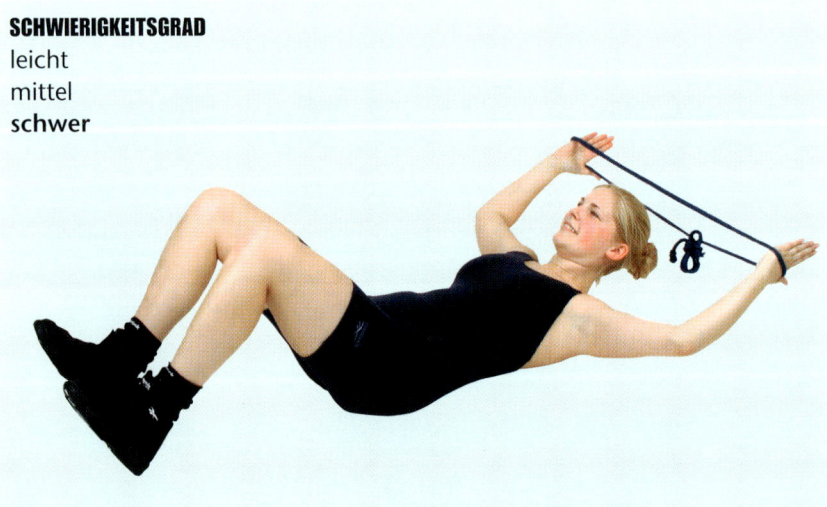

55

KRÄFTIGUNGSÜBUNG MIT EINEM SEIL

TRAININGSZIELE   **Kräftigung** der Schulterblattmuskulatur
Kräftigung der Rückenstreckmuskulatur

BESCHREIBUNG

Ausgangsstellung: Nehmen Sie die Grundhaltung *Stehen* ein. Verbinden Sie das Seil zu einer Schlinge und halten Sie es mit gebeugten Armen hinter Ihrem Kopf.

Übungsausführung: Spannen Sie das Seil hinter Ihrem Kopf mit den Händen nach außen. Lösen Sie die Spannung, das Seil hängt kurzzeitig durch und spannen Sie es erneut.

HINWEISE

- ■ Ihre Handflächen zeigen zueinander.
- ■ Ihre Oberarme bleiben die gesamte Übungsdauer in Schulterhöhe. Sie bewegen nur Ihre Unterarme aus dem Ellbogengelenk heraus.
- ■ Bleiben Sie aufrecht stehen und spüren Sie der intensiven Anspannungen zwischen Ihren Schulterblättern nach.

VARIATION

a. Strecken Sie Ihre Arme unter Spannung nach oben.

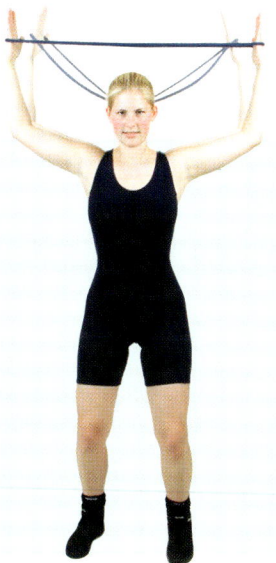

SCHWIERIGKEITSGRAD

leicht
mittel
schwer

56
KRÄFTIGUNGSÜBUNG MIT EINEM SEIL

TRAININGSZIELE   **Kräftigung** der Rückenstreckmuskulatur
Kräftigung der Schulterblattmuskulatur
Wahrnehmung der Wirbelsäulenhaltung

BESCHREIBUNG

Ausgangsstellung: Sie nehmen die rückengerechte Beugehaltung ein. Sie stehen schulterbreit mit beiden Beinen auf dem Seil und wickeln die Seilenden einmal um Ihre Hände.

Übungsausführung: Verstärken Sie Ihre Oberkörpervorlage und schwingen Sie langsam und kontrolliert Ihre Arme wechselweise hin und her.

HINWEISE

■ Stellen Sie sich Ihre Armbewegung neben dem Körper wie beim Laufen vor.
■ Führen Sie zusätzlich leichte Vor- und Rückbewegungen Ihres Oberkörpers zum Armeschwingen aus.
■ Halten Sie Ihre Handflächen senkrecht, sie zeigen zueinander. Ihre Daumen weisen nach vorne oben.
■ Ihre Wirbelsäule ist stabil.
■ Atmen Sie im rhythmischen Wechsel Ihrer Bewegungsausführung ein und aus.

VARIATIONEN

a. Halten Sie in der Ausgangsstellung Ihre Arme nebeneinander. Ihre Handflächen zeigen nun nach oben. Führen Sie Ihre Hände nun unter Seilspannung weiter nach oben und geben Sie Ihrer Bewegung gleichzeitig durch eine verstärkte Oberkörpervorlage nach. Kontrollieren Sie dabei insbesondere Ihre Rücken- und Rumpfhaltung.
b. Führen Sie Ihre Arme seitlich neben Ihrem Körper nach oben.

SCHWIERIGKEITSGRAD

leicht
mittel
schwer

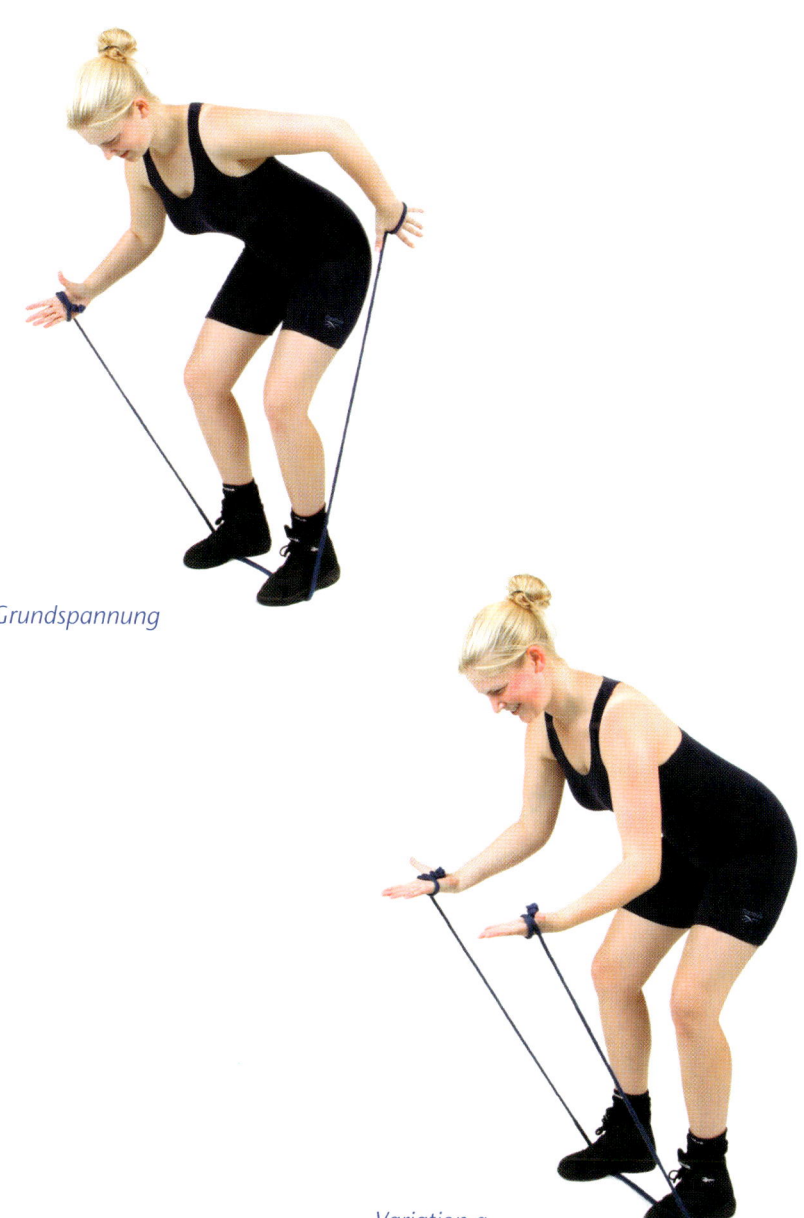

Grundspannung

Variation a.

4 Übungen zu zweit oder in der Gruppe

KRÄFTIGUNGSÜBUNG MIT EINEM SEIL UND EINEM PARTNER

TRAININGSZIELE

Kräftigung der gesamten Rückenmuskulatur
Kräftigung der geraden Bauchmuskulatur
Wahrnehmung der Wirbelsäulenhaltung

BESCHREIBUNG

Ausgangsstellung: Sie sitzen aufrecht am Boden. Fassen Sie von unten in die Seilschlinge, Ihre Hände sind schulterbreit voneinander entfernt. Ihr Partner steht Ihnen mit den Seilenden in den Händen in rückengerechter Beugehaltung gegenüber.

Übungsausführung: Bewegen Sie sich im Wechsel nach hinten in die Rücklage und wieder zum Sitzen zurück. Ihr Partner macht Ihre Bewegung durch die Vor- und Rückbewegung seines Oberkörpers entsprechend mit.

HINWEIS

■ Arbeiten Sie beide möglichst wenig mit den Armen. Stattdessen halten Sie beide Ihre Wirbelsäule stabil. Beugen und strecken Sie Ihre Hüfte wie ein Stehaufmännchen.

VARIATION

a. Ihr Partner bleibt stehen, seine Arme sind dicht am Rumpf. Sie bewegen sich mit stabiler Wirbelsäule, unterstützt durch Beugen und Strecken Ihrer Arme, mit dem Rumpf zurück und wieder nach vorne.

SCHWIERIGKEITSGRAD

leicht
mittel
schwer

ÜBUNG MIT MEHREREN SEILEN IN DER GRUPPE

TRAININGSZIELE
Wahrnehmung der Körperhaltung
Entwicklung des Körperschemas
Kommunikation

BESCHREIBUNG
Ausgangsstellung: Alle Mitspieler haben die Augen geschlossen. Knüpfen Sie aus 3-6 Seilen ein Rundtau. Stellen Sie sich im Kreis auf und nehmen Sie das Seil.

Übungsausführung: Versuchen Sie, eine vorgegebene Form, wie zum Beispiel ein Dreieck, Quadrat oder Stern, darzustellen.

HINWEISE
■ Arbeiten Sie so genau wie möglich mit den Seilabmessungen. Sie bestimmen selbst in der Gruppe, wann Sie das Problem gelöst haben.
■ Verknoten Sie die Seile mithilfe von so genannten *Ziehschlaufen*, die sich leichter wieder lösen lassen.
■ Stellen Sie Augenbinden bereit. Bei größeren Gruppen ist zu erwarten, dass diese Übungsform länger dauern wird.

VARIATION
a. Beschließen Sie zunächst in der Gruppe, welche Form Sie darstellen wollen. (Die Augen sind bereits geschlossen beziehungsweise verbunden.)

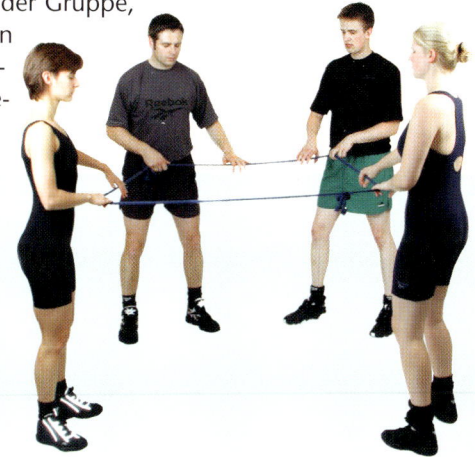

SCHWIERIGKEITSGRAD
leicht
mittel
schwer

V Das Säckchen – klein, aber fein

1 Besonderheiten des Trainings mit dem Säckchen

Der Begriff *Fitnessstudio für die Hosentasche* trifft nicht nur für das Theraband zu, sondern lässt sich gleichermaßen auch auf das Säckchen anwenden. Es ist klein, leicht und lässt sich überall mit hinnehmen. Obwohl es die Übungen nicht durch sein Gewicht schwerer macht, sind die Übungen durch eine erhöhte Koordination doch schwieriger in der Ausführung.

Säckchen kann man in verschiedenen Größen kaufen oder auch selbst nähen. Eine sehr einfache Möglichkeit besteht darin, wenn Sie sich einen Waschlappen nehmen, diesen füllen und die Öffnung durch eine Naht schließen. Gefüllt werden sie mit ca. 200 g Erbsen, Bohnen, Linsen, Sand oder Reis. Kirschkerne haben den Vorteil, dass Sie das Säckchen samt Inhalt waschen oder auch in der Mikrowelle erwärmen können. Die nachfolgend beschriebenen Übungen sind für die Standardgröße 10 x 15 cm konzipiert. Alle Übungen lassen sich aber auch mit anderen Säckchengrößen durchführen, wobei Sie dann gegebenenfalls einige Übungen variieren müssen.

Die Übungsprinzipien

Versuchen Sie, so weit es bei den Übungen möglich ist, das Säckchen nicht mit den Fingern zu greifen, sondern auf der ausgestreckten Handinnenseite oder auf dem Handrücken zu balancieren. Eine gestreckte Hand aktiviert die muskuläre Streckerkette des Körpers und damit auch die Aufrichtung der Wirbelsäule. Ballen Sie hingegen beim Greifen Ihre Hand zur Faust, so aktivieren Sie Ihre Beugerkette; das heißt, alle Beugemuskeln der umliegenden Gelenke werden angespannt. Muskeln können nicht isoliert angespannt werden, sondern arbeiten immer synergetisch und sind daher als Funktionseinheit der Muskelschlinge zu betrachten.

Achten Sie darauf, dass Sie nicht nur den Körperteil kontrollieren, der gerade das Säckchen balanciert, sondern dass Sie auch Ihren restlichen Körper bewusst wahrnehmen und die vorgegebenen Übungsanweisungen richtig ausführen. Liegt das Säckchen auf dem Kopf, wird automatisch ein Streckreflex ausgelöst, der die Wirbelsäule aufrichtet. Auch das bewusste Lenken Ihrer Gedanken auf die aufrechte Haltung wird Ihnen so leichter fallen.

Auf diese Weise trainieren Sie Ihre Rückenmuskulatur, auch wenn gerade ein anderer Körperteil zur Übungsdurchführung bewegt wird. Wenn Sie das Säckchen auf der Handinnenseite balancieren und dabei Armbewegungen durchführen, stellen Sie sich vor, Sie tragen ein Tablett mit Sektgläsern, aus denen nichts verschüttet werden darf. Das unterstützt eine sorgfältige und präzise Ausführung der Übungen.

2   Aufwärmen

AUFWÄRMEN MIT EINEM SÄCKCHEN

BESCHREIBUNG

Knieschaukel: Legen Sie sich ein Säckchen in Ihre Kniekehle. Klemmen Sie das Säckchen in Ihrer Kniekehle ein, wenn das Knie nach vorn schwingt. Entspannen Sie wieder etwas, wenn das Knie nach hinten schwingt.

HINWEISE

■ Achten Sie auf die Entspannungsphase. Die hintere Oberschenkelmuskulatur neigt sonst schnell zum Verkrampfen.
■ Achten Sie auf einen stabilen Stand.
■ Schwingen Sie die Arme gegengleich mit. Nehmen Sie Ihren rechten Arm nach vorn, wenn Ihr linkes Bein nach vorn schwingt.

VARIATIONEN

a. Legen Sie sich auch auf Ihre Handinnenflächen jeweils ein Säckchen.
b. Ziehen Sie die Fußspitze an. Winkeln Sie das Bein so an, dass Sie die Ferse auf Höhe des anderen Knies halten. Drehen Sie das Knie von vorn nach außen und wieder zurück.

AUFWÄRMEN MIT EINEM SÄCKCHEN

BESCHREIBUNG

Gehvariationen: Legen Sie sich das Säckchen auf Ihren Kopf. Bewegen Sie sich im Raum.

HINWEISE

- Nehmen Sie Ihre aufrechte Körperhaltung wahr. Vergleichen Sie Ihre Kopfhaltung, wenn Sie mit und ohne Säckchen auf Ihrem Kopf gehen.
- Beobachten Sie, wie Ihr Fuß abrollt. Beim physiologischen Gangbild setzt der Fuß auf der Ferse auf, rollt über die Außenkante ab und drückt sich vom Großzehenballen und dem gesamten Vorfuß ab.
- Nehmen Sie die Erschütterungen des Säckchens bei den verschiedenen Variationen wahr.

VARIATIONEN

a. Setzen Sie beim Gehen im Wechsel auf dem Fußballen und auf der Ferse zuerst auf.

b. Gehen Sie vor-, rück- und seitwärts.

c. Führen Sie Drehungen aus.

d. Legen Sie sich jeweils ein Säckchen auf Ihre Schultern.

e. Legen Sie jeweils ein Säckchen auf Ihre Handinnenflächen und tragen Sie das Säckchen wie ein Tablett. Beobachten Sie Ihre Schulterblätter.

f. Legen Sie sich ein Säckchen auf Ihren Fußrist. Spüren Sie den veränderten Gang und die Anspannung der Schienbeinmuskulatur.

g. Gehen Sie barfuß mit dem Säckchen auf dem Kopf und spüren Sie die fehlende Dämpfung Ihrer Schuhe.

Grundspannung

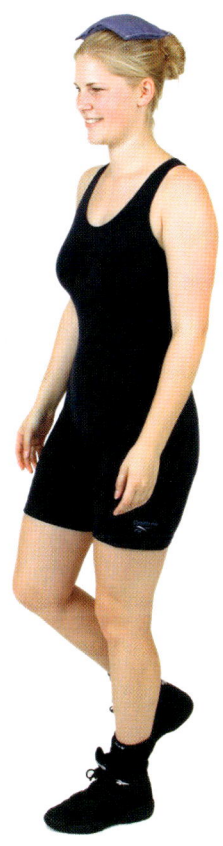

Variation e.

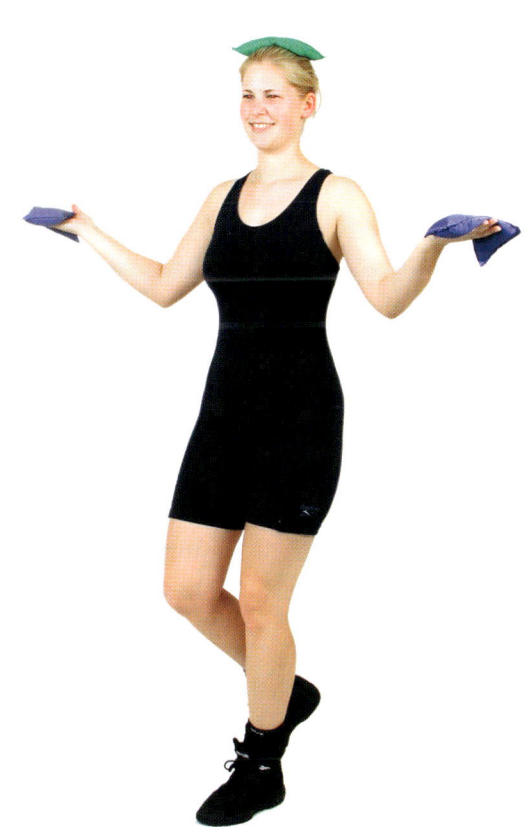

61   AUFWÄRMEN MIT EINEM SÄCKCHEN

BESCHREIBUNG

Wurfvariationen: Werfen Sie das Säckchen von einer Hand in die andere.

VARIATIONEN

a. Werfen Sie das Säckchen in einem schmalen, hohen Bogen.
b. Werfen Sie das Säckchen in einem breiten, flachen Bogen.
c. Werfen und fangen Sie das Säckchen mit der Handinnenfläche und mit dem Handrücken.
d. Werfen Sie sich das Säckchen mit Ihrem Partner geradlinig oder über Kreuz zu.
e. Werfen Sie von oben und von unten.
f. Balancieren Sie gleichzeitig ein weiteres Säckchen auf dem Kopf.

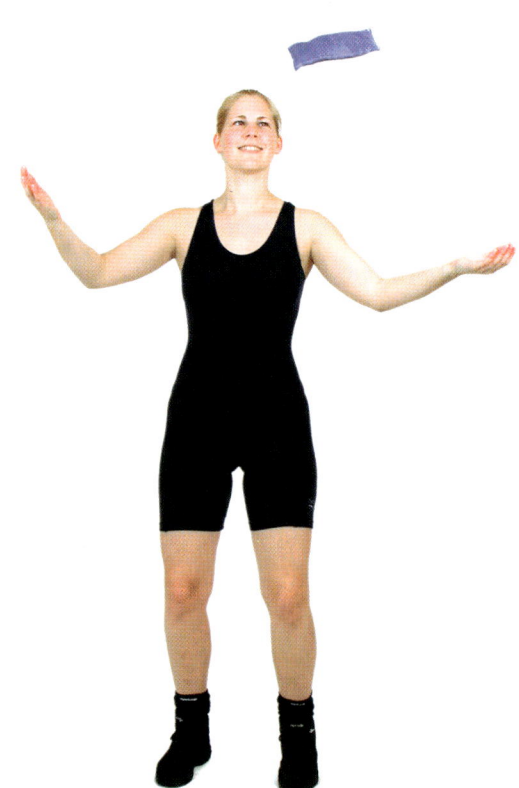

AUFWÄRMEN MIT EINEM SÄCKCHEN

BESCHREIBUNG

Fußmassage: Legen Sie sich das Säckchen unter einen Fuß. Massieren Sie Ihren Fuß, indem Sie über dem Säckchen hin- und hergleiten.

VARIATIONEN

a. Ändern Sie Ihre Fußhaltung so, dass Sie gezielt die Außen- und Innenkante, die Fußspitzen, den Ballen und die Ferse wahrnehmen können.

b. Schließen Sie die Augen, wenn Sie ein gutes Gleichgewichtsgefühl haben. So lässt sich die Wahrnehmung besser auf den Fuß lenken.

c. Führen Sie mit Ihren Zehen Greifbewegungen aus.

d. Stellen Sie sich mit beiden Füßen auf je ein Säckchen. Kreisen Sie mit dem ganzen Körper und spüren Sie dabei die Gewichtsverlagerung in den Füßen.

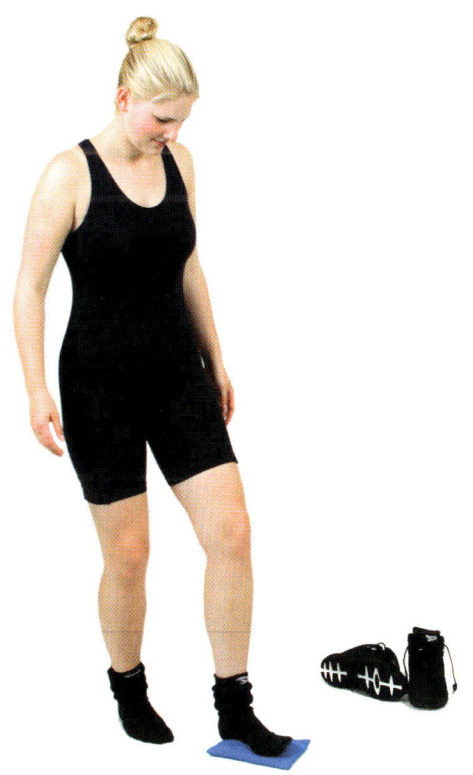

63   AUFWÄRMEN MIT EINEM SÄCKCHEN

BESCHREIBUNG

Fußschleuder: Werfen Sie sich das Säckchen auf den Fußrücken. Schleudern Sie es von dort wieder zurück in Ihre Hand.

VARIATIONEN

a. Werfen Sie das Säckchen zum gleichseitigen Arm bzw. Bein und über Kreuz.

b. Werfen Sie das Säckchen von einem Fuß zum anderen.

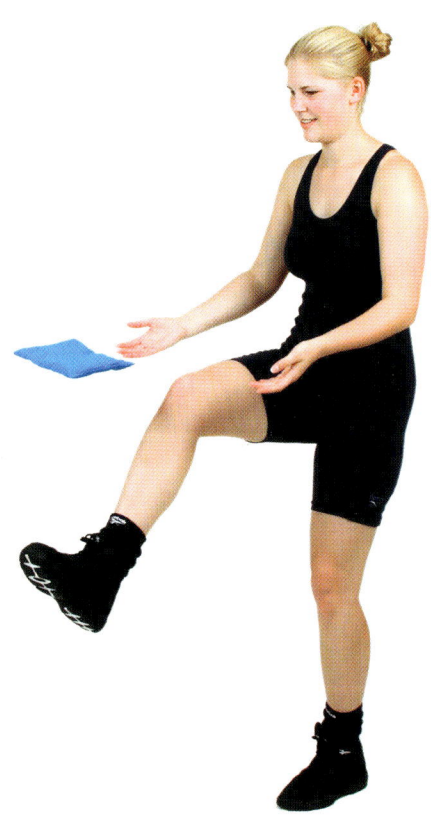

64 AUFWÄRMEN MIT EINEM SÄCKCHEN

BESCHREIBUNG

Werfen Sie das Säckchen mit beiden Händen vor dem Körper in die Luft und fangen es mit beiden Händen hinter dem Rücken auf.

VARIATION

a. Halten Sie das Säckchen mit beiden Händen hinter dem Rücken. Werfen Sie es hoch und fangen Sie es vor dem Körper auf.

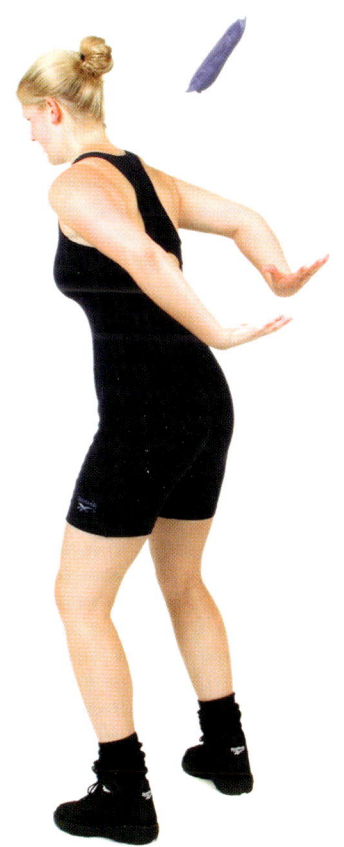

3   Kräftigungsübungen

65   KRÄFTIGUNGSÜBUNG MIT EINEM SÄCKCHEN

TRAININGSZIEL   **Kräftigung** der Fußmuskulatur

BESCHREIBUNG

Ausgangsstellung: Sie nehmen barfuß die *Grundhaltung Stehen* ein. Verlagern Sie Ihr Gewicht auf ein Bein.

Übungsausführung: Legen Sie das Säckchen unter Ihr Fußgewölbe des anderen Fußes. Versuchen Sie, das Längsgewölbe unter Ihrem Fuß hochzuziehen, sodass sich Ballen und Ferse annähern.

HINWEISE

■ Stellen Sie sich vor, das Säckchen wäre ein Nadelkissen, das sie von unten piekst. Versuchen Sie, einen Hohlfuß zu machen.
■ Krallen Sie nicht die Zehen ein.
■ Der Großzehenballen und die kleine Zehe bleiben am Boden.

SCHWIERIGKEITSGRAD
leicht
mittel
schwer

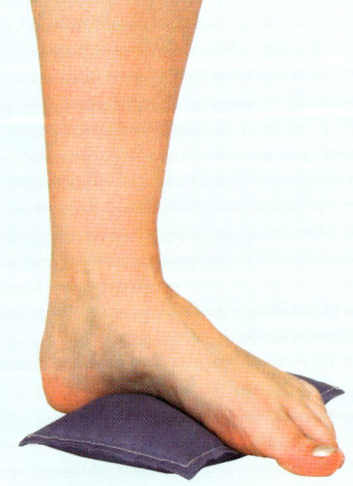

KRÄFTIGUNGSÜBUNG MIT EINEM SÄCKCHEN

TRAININGSZIELE   **Kräftigung** der Gesäßmuskulatur
Stabilisation des Lendenwirbelsäulen-Hüft-Bereichs

BESCHREIBUNG
Ausgangsstellung: Sie liegen in der Rückenlage auf dem Boden.
Stellen Sie Ihre Beine an, ziehen Sie Ihre Füße an. Ihre
Arme liegen seitlich neben dem Körper, Ihre Hand-
flächen zeigen nach oben. Legen Sie das Säckchen auf
die Fußspitze. Heben Sie das Becken vom Boden ab.

Übungsausführung: Strecken Sie im Wechsel das Bein mit dem Säckchen
senkrecht nach oben und beugen es wieder an.

HINWEISE
■ Bewegen Sie das Fußgelenk mit, damit das Säckchen nicht herunterfällt.
■ Vermeiden Sie einseitig absinkende Beckenbewegungen, die zur Drehung der Lendenwirbelsäule führen.

VARIATIONEN
a. Halten Sie das Bein nach oben gestreckt. Rollen Sie Ihre Wirbelsäule,
vom Gesäß beginnend, langsam bis zur
vollständigen Hüftstreckung vom Boden
ab.
b. Legen Sie ein weiteres Säckchen auf die
Handinnenfläche des gegenglei-
chen Arms. Strecken Sie den
Arm gleichzeitig mit dem Bein
senkrecht nach oben. Halten Sie
Ihr Becken stabil.

SCHWIERIGKEITSGRAD
leicht
mittel
schwer

KRÄFTIGUNGSÜBUNG MIT EINEM SÄCKCHEN

TRAININGSZIELE **Kräftigung** der Gesäßmuskulatur
Stabilisation des Lendenwirbelsäulen-Hüft-Bereichs

BESCHREIBUNG

Ausgangsstellung: Sie liegen in Rückenlage auf dem Boden.
Stellen Sie Ihre Beine an, ziehen Sie Ihre Füße an.
Ihre Arme liegen seitlich neben dem Körper, Ihre
Handflächen zeigen nach oben. Legen Sie das
Säckchen auf Ihr Becken.

Übungsausführung: Heben Sie Ihr Becken bis zur vollständigen Hüftstreckung vom Boden ab.

HINWEISE

■ Verharren Sie einige Sekunden in der Hüftstreckung, bevor Sie Ihr
Becken wieder auf dem Boden ablegen.
■ Ihre Oberschenkel bilden mit Ihrem Oberkörper eine Linie.
■ Vermeiden Sie Schaukelbewegungen des Beckens, während Sie die
Füße bewegen.

VARIATIONEN

a. Verlagern Sie mit beiden Füßen gleichzeitig das Gewicht von den Fersen auf die Fußballen und zurück.
b. Verlagern Sie mit beiden Füßen gegengleich das Gewicht von den Fersen auf die Fußballen.
c. Gehen Sie auf der Stelle, ohne dass Ihr Gesäß absinkt.
d. Strecken Sie Ihre Arme senkrecht nach oben.
e. Zur Intensitätssteigerung führen Sie Übung 66 aus.

SCHWIERIGKEITSGRAD

leicht
mittel
schwer

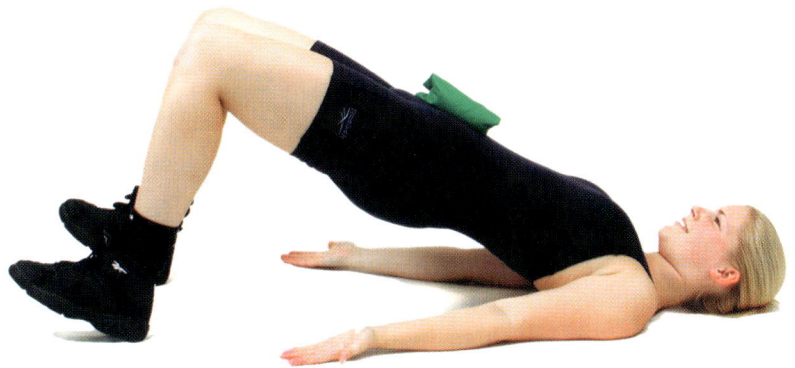

Grundspannung

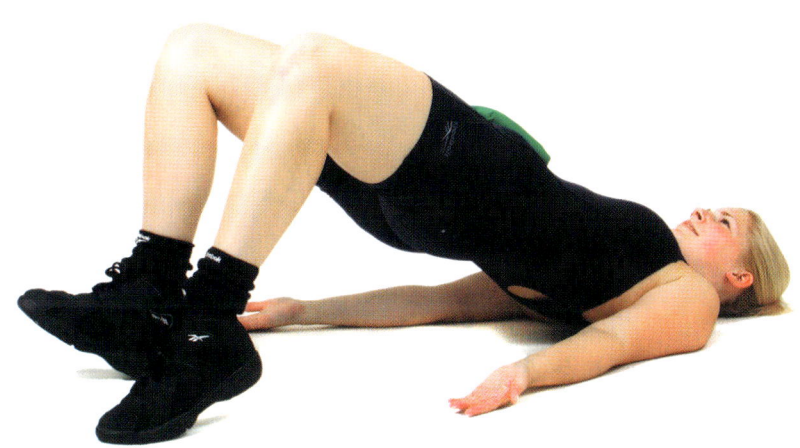

Variation b.

68 KRÄFTIGUNGSÜBUNG MIT EINEM SÄCKCHEN

TRAININGSZIELE **Kräftigung** der Gesäßmuskulatur
Kräftigung der Bauchmuskulatur
Kräftigung der Beckenmuskulatur

BESCHREIBUNG

Ausgangsstellung: Sie liegen in Rückenlage auf dem Boden.
Winkeln Sie Ihre Beine an, ziehen Sie Ihre Füße an. Die Knie sind deutlich nach außen gedreht.
Ihre Arme liegen seitlich neben dem Körper, Ihre Handflächen zeigen nach oben.
Klemmen Sie das Säckchen zwischen Ihren Fersen ein. Die Fußspitzen zeigen nach außen.

Übungsausführung: Strecken Sie Ihre Beine so senkrecht wie möglich nach oben.

HINWEISE

■ Die Fußspitzen zeigen auch bei gestreckten Beinen nach außen.
■ Wenn Ihre Beine stark zittern, strecken Sie sie nicht vollständig durch.

VARIATIONEN

a. Halten Sie Ihre Arme über Kreuz vor Ihrer Brust mit leichtem Zug nach außen.
b. Legen Sie das Säckchen auf die Füße. Halten Sie Ihre Fußsohlen parallel zum Boden.
c. Strecken Sie Ihre Beine schräg nach vorn. Achten Sie darauf, dass Ihre Wirbelsäule Bodenkontakt hält.

SCHWIERIGKEITSGRAD

leicht
mittel
schwer

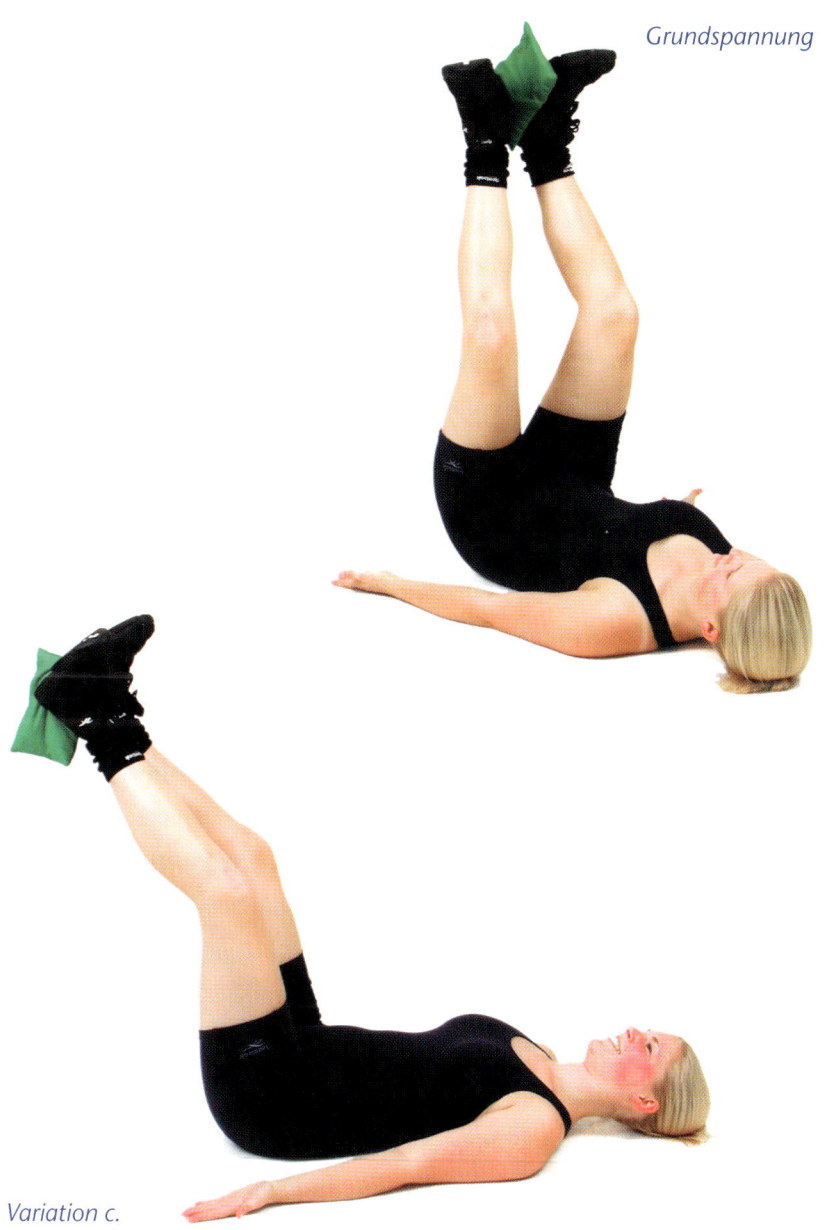

Grundspannung

Variation c.

69

KRÄFTIGUNGSÜBUNG MIT EINEM SÄCKCHEN

TRAININGSZIELE　　　**Kräftigung** der Gesäßmuskulatur
　　　　　　　　　　　　Stabilisation des Lendenwirbelsäulen-Hüft-Bereichs

BESCHREIBUNG

Ausgangsstellung:　Sie liegen in der Rückenlage auf dem Boden.
　　　　　　　　　　Stellen Sie Ihre Beine an, ziehen Sie Ihre Füße an. Ihre Arme liegen seitlich neben dem Körper, Ihre Handflächen zeigen nach oben. Legen Sie das Säckchen auf die Fußspitze. Heben Sie das Becken vom Boden ab.

Übungsausführung:　Führen Sie das gestreckte Bein nach außen.

HINWEISE

- Achten Sie darauf, dass die Fußspitze immer nach oben gerichtet ist.
- Vermeiden Sie seitliche Ausweichbewegungen des Beckens.
- Strecken Sie den Kopf in Verlängerung der Wirbelsäule.

VARIATIONEN

a. Halten Sie Ihre Arme über Kreuz vor der Brust mit leichtem Zug der Ellbogen nach außen.
b. Legen Sie ein weiteres Säckchen auf die Handinnenfläche des gegengleichen Arms. Führen Sie den Arm dicht über den Boden. Beschreiben Sie dabei einen Halbkreis in entgegengesetzter Richtung des Beins.

SCHWIERIGKEITSGRAD
leicht
mittel
schwer

KRÄFTIGUNGSÜBUNG MIT EINEM SÄCKCHEN

TRAININGSZIELE

Kräftigung der Rückenmuskulatur
Kräftigung der Gesäßmuskulatur
Kräftigung der hinteren Oberschenkelmuskulatur

BESCHREIBUNG

Ausgangsstellung: Sie nehmen die Grundhaltung *Vierfüßlerstand* ein. Legen Sie sich das Säckchen auf die Fußsohle. Winkeln Sie das Bein so an, dass der Oberschenkel waagerecht zum Boden ist und das Knie im rechten Winkel gebeugt ist.

Übungsausführung: Heben und senken Sie Ihr Bein in kleinen Bewegungen.

HINWEISE

■ Halten Sie die Fußsohle immer waagerecht, damit das Säckchen nicht herunterfällt.
■ Halten Sie Ihren Rücken und Ihr Becken immer stabil, weichen Sie nicht im Becken aus.

SCHWIERIGKEITSGRAD
leicht
mittel
schwer

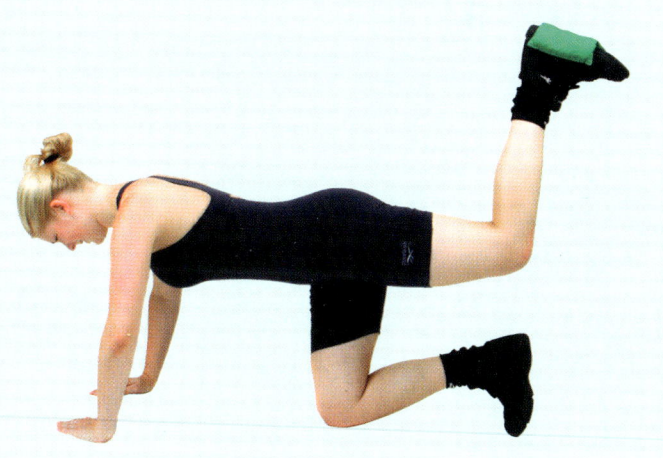

KRÄFTIGUNGSÜBUNG MIT EINEM SÄCKCHEN

TRAININGSZIELE **Kräftigung** der Rumpfmuskulatur
Kräftigung der Gesäßmuskulatur
Kräftigung der hinteren Oberschenkelmuskulatur

BESCHREIBUNG

Ausgangsstellung: Sie nehmen die Grundhaltung *Vierfüßlerstand* ein. Heben Sie ein Bein vom Boden ab. Klemmen Sie sich ein Säckchen in die Kniekehle.

Übungsausführung: Heben und senken Sie Ihr Knie nach außen, so, *als ob ein Hund am Baum sein Bein hebt.*

HINWEISE

■ Bleiben Sie stabil im Rücken.
■ Weichen Sie nicht mit dem Becken zur Seite aus.
■ Drehen Sie das Becken nicht nach oben mit der Beinbewegung auf.
■ Führen Sie nur kleine Bewegungen aus.

SCHWIERIGKEITSGRAD

leicht
mittel
schwer

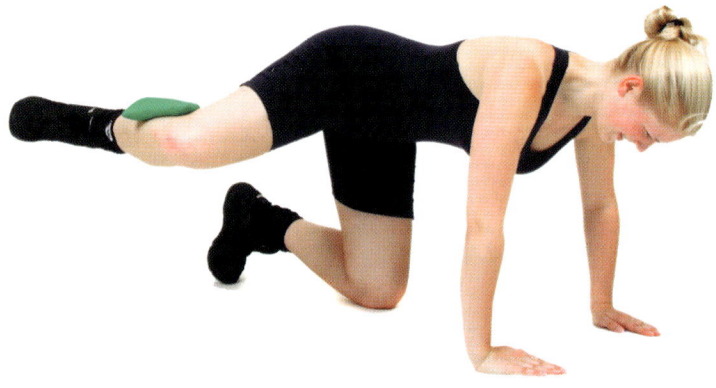

KRÄFTIGUNGSÜBUNG MIT EINEM SÄCKCHEN

TRAININGSZIELE **Stabilisation** des gesamten Rumpfs
Kräftigung der Bauchmuskulatur

BESCHREIBUNG

Ausgangsstellung: Sie nehmen die Grundhaltung *Vierfüßlerstand* ein.

Übungsausführung: Schieben Sie bei stabilem Rücken mit beiden Händen das Säckchen so weit wie möglich nach vorn.

HINWEISE

- Halten Sie die Halswirbelsäule gestreckt. Schauen Sie nicht auf das Säckchen.
- Halten Sie Ihre Hüften über den Knien. Bewegen Sie nur Ihren Oberkörper.
- *Bewusste Übungsausführung:* Legen Sie sich ein Säckchen auf den Hinterkopf beziehungsweise das Becken, um die Haltung des jeweiligen Körperteils zu fühlen.

VARIATION

a. Schieben Sie das Säckchen auch schräg nach rechts und schräg nach links.

SCHWIERIGKEITSGRAD

leicht
mittel
schwer

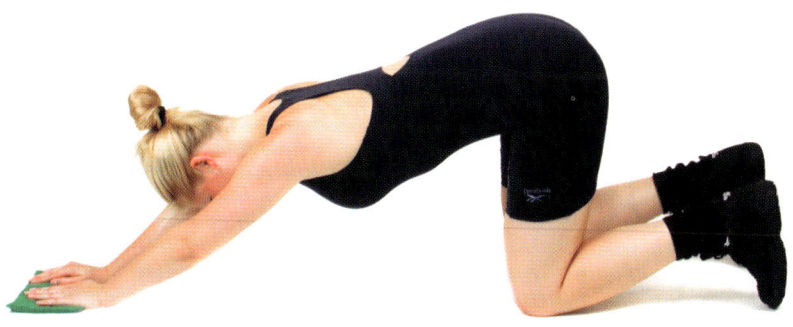

KRÄFTIGUNGSÜBUNG MIT EINEM SÄCKCHEN

TRAININGSZIEL **Kräftigung** des gesamten Rumpfs

BESCHREIBUNG

Ausgangsstellung: Sie liegen im Unterarmstütz bäuchlings am Boden. Ihre Ellbogen befinden sich unter den Schultergelenken. Ziehen Sie Ihre Füße an. Legen Sie das Säckchen zwischen Ihre Füße.

Übungsausführung: Strecken Sie Ihre Hüften und Ihre Knie.

HINWEISE

■ Halten Sie Ihren Rücken stabil.
■ Vermeiden Sie sowohl zwischen den Schulterblättern als auch im Beckenbereich ein Durchhängen. Das Absinken im Becken führt in der Hohlkreuzhaltung zu einer vermehrten Belastung der Lendenwirbelsäule. Das Anheben des Gesäßes verringert durch einen verkleinerten Hebel die Aktivität der Bauchmuskulatur. Im Vergleich zur Hohlkreuzhaltung ist das angehobene Gesäß, bezogen auf seine physiologische Belastung der Wirbelsäule, nicht schädigend, solange der Rücken stabil gehalten wird. Das bedeutet vor allem keine Rundrückenbildung.
■ *Bewusste Übungsausführung:* Legen Sie sich ein Säckchen auf den Hinterkopf, die Brustwirbelsäule oder das Becken, um die Haltung des jeweiligen Körperteils zu fühlen.

VARIATIONEN

a. Heben Sie ein Bein bis zur waagerechten Haltung vom Boden ab. Behalten Sie den Fersenschub nach hinten bei. Tippen Sie mit der Fußspitze auf das Säckchen zwischen den Füßen.
b. Heben Sie die Beine, wie in Variation a. beschrieben, nacheinander an und setzen Sie beide auf einer Seite des Säckchens ab.

SCHWIERIGKEITSGRAD

leicht
mittel
schwer

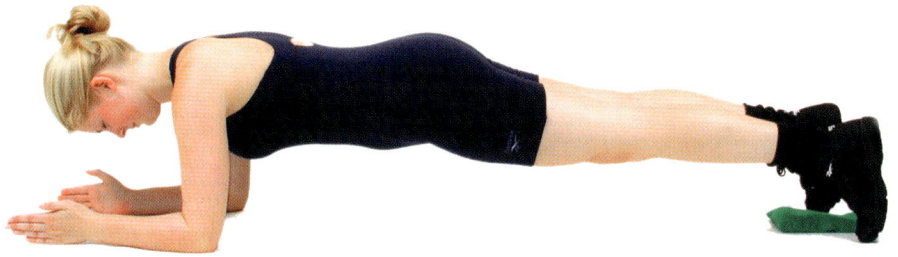

Grundspannung

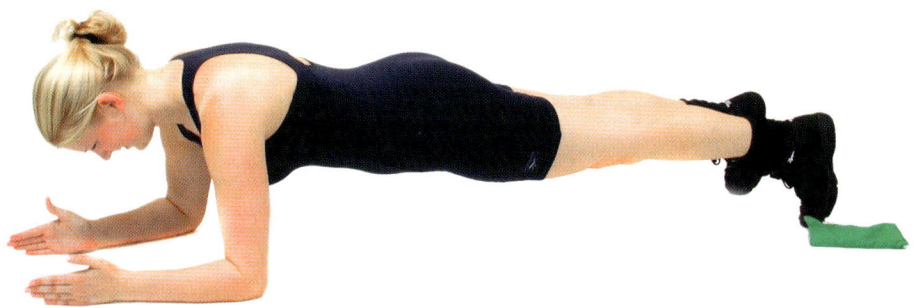

Variation b.

KRÄFTIGUNGSÜBUNG MIT EINEM SÄCKCHEN

TRAININGSZIEL **Kräftigung** der geraden Bauchmuskulatur

BESCHREIBUNG

Ausgangsstellung: Sie stehen aufrecht in hüftbreiter Fußhaltung. Schieben Sie Ihre Arme mit gebeugtem Handgelenk nach unten.

Übungsausführung: Setzen Sie ein Bein mit der Ferse nach vorn auf. Nehmen Sie eine Körperrücklage ein. Legen Sie das Säckchen auf die Handinnenfläche des gegengleichen Arms und strecken den Arm in Verlängerung der Körperachse nach oben aus.

HINWEIS

■ *Bewusste Bewegungsausführung*: Halten Sie insbesondere die Rumpfspannung durch Anspannen der Bauch- und Gesäßmuskulatur bei. Vermeiden Sie eine Überstreckung Ihrer Wirbelsäule und damit eine Hohlkreuzhaltung.

VARIATION

a. Bleiben Sie in der Körperrücklage und führen den Arm seitlich am Körper hinab. Halten Sie das Säckchen wie ein Tablett, von dem nichts herunterrutschen darf. Übergeben Sie das Säckchen oben. Wechseln Sie zwischendurch das vorgestellte Bein.

SCHWIERIGKEITSGRAD

leicht
mittel
schwer

KRÄFTIGUNGSÜBUNG MIT EINEM SÄCKCHEN

TRAININGSZIEL   **Kräftigung** der Bauchmuskulatur

BESCHREIBUNG

Ausgangsstellung: Sie liegen in Rückenlage auf dem Boden.
Stellen Sie Ihre Beine an, ziehen Sie Ihre Füße an.
Ihre Arme liegen seitlich neben dem Körper, Ihre
Handflächen zeigen nach oben. Legen Sie das
Säckchen von oben auf Ihre Fußspitze.

Übungsausführung: Strecken Sie das Bein, auf dem das Säckchen liegt, so weit
wie möglich nach vorne weg und ziehen es wieder an.

HINWEISE

■ Strecken Sie den Kopf in Verlängerung der Wirbelsäule.
■ Verlieren Sie mit der Lendenwirbelsäule nicht den Bodenkontakt.
■ Fällt Ihnen diese Übung noch schwer, strecken Sie das Bein nicht ganz aus.

VARIATION

a. Legen Sie den gleichseitigen Arm hinter den Kopf.

SCHWIERIGKEITSGRAD

leicht
mittel
schwer

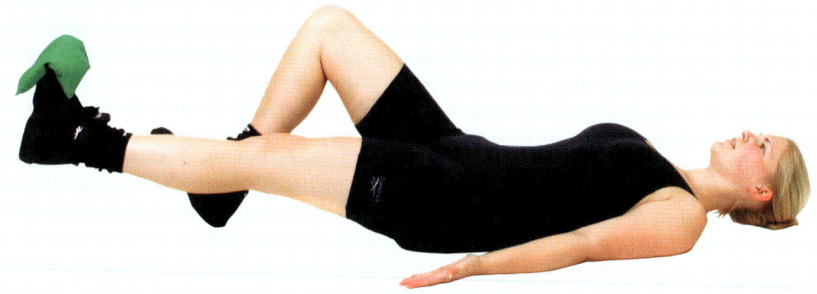

KRÄFTIGUNGSÜBUNG MIT EINEM SÄCKCHEN

TRAININGSZIEL   **Kräftigung** der schrägen Bauchmuskulatur

BESCHREIBUNG

Ausgangsstellung: Sie nehmen die Grundhaltung *Rückenlage* ein.
Heben Sie beide Beine, rechtwinklig gebeugt, vom Boden ab. Ziehen Sie Ihre Füße an.
Ihre Hände liegen seitlich am Hinterkopf an und unterstützen die Kopfhaltung. Ihre Ellbogen zeigen deutlich nach außen.

Übungsausführung: Drücken Sie das Säckchen mit der flachen Hand gegen Ihr Knie.

HINWEISE

■ Halten Sie Ihren Kopf in Verlängerung der Wirbelsäule.
■ Ihr Brustbein zieht Sie nach oben. Vermeiden Sie eine Rundung der Brustwirbelsäule.
■ Atmen Sie gleichmäßig weiter.

VARIATION

a. Strecken Sie das andere Bein schräg nach vorn aus.

SCHWIERIGKEITSGRAD

leicht
mittel
schwer

KRÄFTIGUNGSÜBUNG MIT ZWEI SÄCKCHEN

TRAININGSZIEL　　　　**Kräftigung** der Bauchmuskulatur

BESCHREIBUNG

Ausgangsstellung:　Sie nehmen die Grundhaltung *Rückenlage* ein.
Heben Sie Ihre Beine rechtwinklig vom Boden ab. Legen Sie jeweils ein Säckchen von oben auf Ihre Fußgelenke.

Übungsausführung:　Strecken Sie Ihre Beine im Wechsel nach vorn aus.

HINWEISE

■ Strecken Sie Ihre Beine nur so weit durch, dass das Säckchen nicht herunterfällt.
■ Nähern Sie Ihre Beine nur so weit dem Boden an, dass Ihre Lendenwirbelsäule noch Bodenkontakt hat.

VARIATIONEN

a. Heben Sie zusätzlich den Kopf in Verlängerung der Wirbelsäule leicht ab.
b. Legen Sie jeweils ein Säckchen auf die Handinnenfläche. Strecken Sie Ihr Bein und Ihren gegengleichen Arm aus.

SCHWIERIGKEITSGRAD

leicht
mittel
schwer

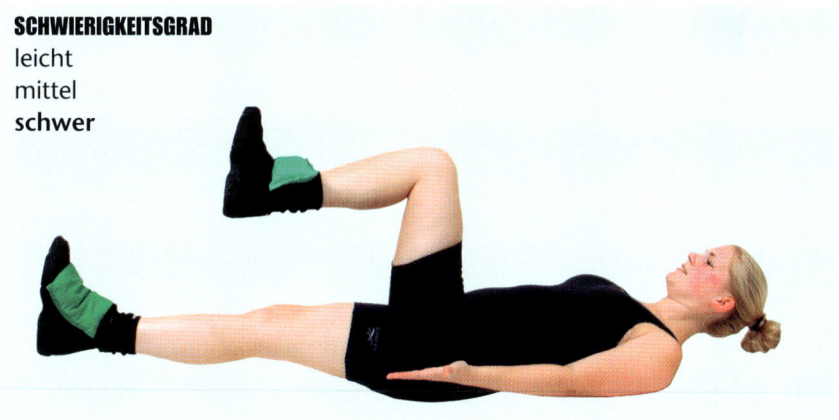

KRÄFTIGUNGSÜBUNG MIT EINEM SÄCKCHEN

TRAININGSZIELE   **Stabilisation** des gesamten Rumpfs
Stabilisation des Beckens
Stabilisation der seitlichen Rumpfmuskulatur

BESCHREIBUNG

Ausgangsstellung: Sie nehmen die Grundhaltung *Seitlage* ein.
Stützen Sie sich auf Ihrem unteren Unterarm auf. Ihr Ellbogen befindet sich unter dem Schultergelenk. Legen Sie sich das Säckchen unter die Hüfte.

Übungsausführung: Heben Sie die Hüfte an. Senken Sie langsam die Hüfte so weit ab, bis Sie das Säckchen berühren.

HINWEISE

■ Halten Sie immer eine Grundspannung. Legen Sie Ihr Körpergewicht nicht auf dem Säckchen ab, sondern gehen Sie nur so tief hinunter, dass sie es soeben berühren.
■ Halten Sie Ihr Becken immer aufrecht. Kippen Sie nicht nach vorn oder hinten ab.
Spannen Sie Ihre Bauchmuskulatur an, damit Sie nicht ins Hohlkreuz fallen.

VARIATIONEN

a. Legen Sie das Säckchen von oben auf die Hüfte.
b. Halten Sie den oberen Arm gestreckt nach oben und balancieren Sie ein Säckchen auf der Hand aus. Heben und senken Sie Ihre Hüfte, wie beschrieben.
c. Strecken Sie den Arm, wie beschrieben, nach oben. Strecken Sie das obere Bein in Verlängerung der Körperachse aus. Legen Sie das Säckchen auf die Hüfte und heben und senken Sie die Hüfte, wie oben beschrieben.

SCHWIERIGKEITSGRAD

leicht
mittel
schwer

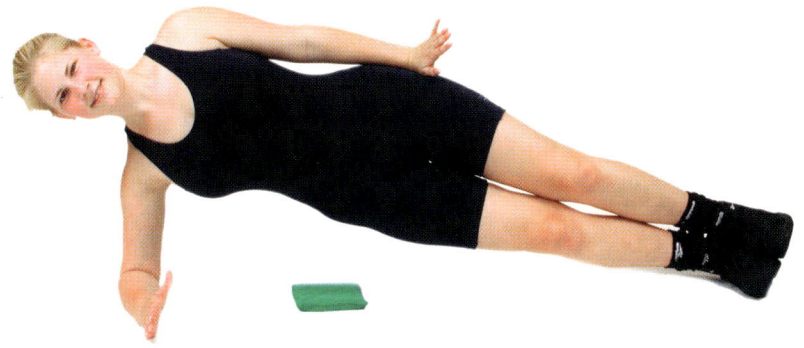

Grundspannung

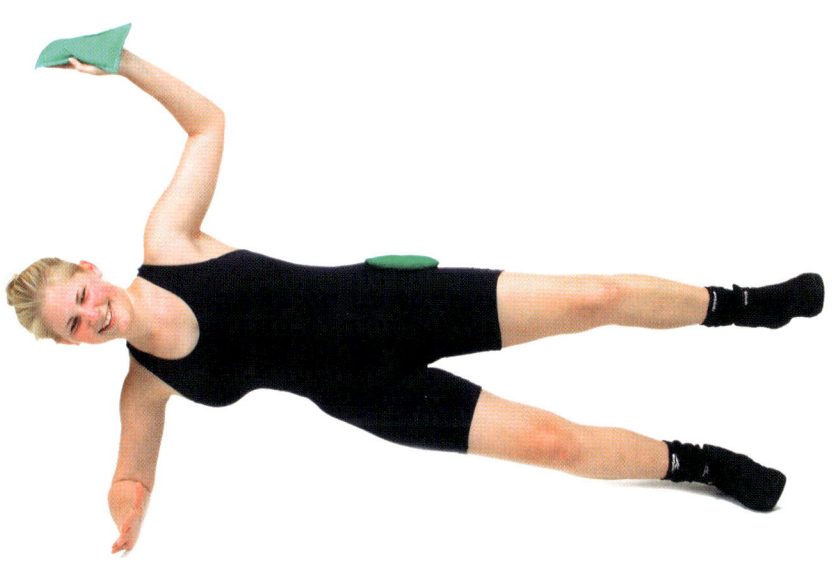

Variation c.

KRÄFTIGUNGSÜBUNG MIT EINEM SÄCKCHEN

TRAININGSZIELE
Stabilisation des gesamten Rumpfs
Kräftigung der Abduktoren
Kräftigung der seitlichen Rumpfmuskulatur
Stabilisation des Beckens

BESCHREIBUNG

Ausgangsstellung: Sie nehmen die Grundhaltung *Seitlage* ein. Stützen Sie sich auf Ihrem Unterarm auf. Ihr Ellbogen befindet sich unter Ihrem Schultergelenk. Legen Sie das Säckchen seitlich auf das Fußgelenk des oberen Beins.

Übungsausführung: Strecken Sie das obere Bein in Verlängerung des Oberkörpers aus. Ziehen Sie die Fußspitze an. Strecken Sie Ihren oberen Arm neben Ihrem Körper bei gebeugtem Handgelenk in Richtung Ihrer Füße. Ihre Finger zeigen nach vorn. Heben und senken Sie das obere Bein mit kleinen Bewegungen.

HINWEISE

■ Ihr Kopf, Ihr Becken und Ihr oberes Knie befinden sich auf einer Linie.
■ Kippen Sie nicht mit dem Becken nach hinten um.
■ Halten Sie Ihre Wirbelsäule stabil. Lassen Sie sie nicht zum Boden durchhängen.

VARIATIONEN

a. Heben Sie Ihre Hüfte an und bewegen Sie das gestreckte Bein auf und ab.
b. Heben Sie Ihre Hüfte an, halten Sie das Bein gestreckt in der Luft. Legen Sie ein Säckchen auf Ihre obere Hand und beschreiben Sie mit dem oberen Arm einen Halbkreis, indem Sie sich ein Tablett vorstellen, das Sie im Wechsel vor sich abstellen und hoch in die Luft strecken.
c. Legen Sie das Säckchen auf das Kniegelenk.

SCHWIERIGKEITSGRAD
leicht
mittel
schwer

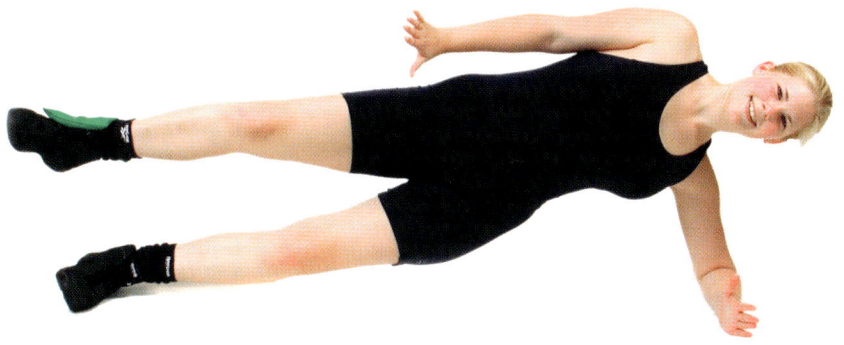

Grundspannung

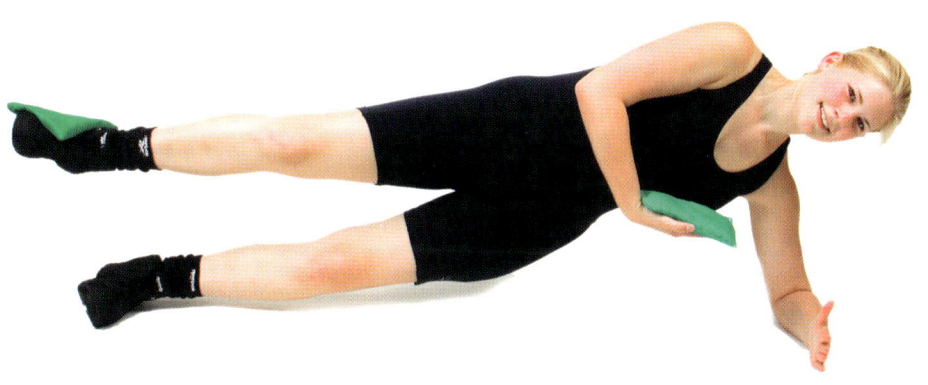

Variation b.

KRÄFTIGUNGSÜBUNG MIT EINEM SÄCKCHEN

TRAININGSZIELE   **Stabilisation** des gesamten Rumpfs
Kräftigung der Abduktoren
Kräftigung der seitlichen Rumpfmuskulatur
Stabilisation des Beckens

BESCHREIBUNG

Ausgangsstellung: Sie nehmen die Grundhaltung *Seitlage* ein.
Stützen Sie sich auf Ihrem unteren Unterarm ab. Ihr Ellbogen befindet sich unter Ihrem Schultergelenk. Strecken Sie Ihren oberen Arm neben Ihrem Körper bei gebeugtem Handgelenk in Richtung Ihrer Füße. Ihre Finger zeigen nach vorn.
Legen Sie das Säckchen seitlich auf das Fußgelenk des oberen Beins. Strecken Sie das obere Bein in Verlängerung des Oberkörpers aus. Ziehen Sie die Fußspitze an.

Übungsausführung: Beugen Sie das obere Bein im Knie und in der Hüfte, sodass es jederzeit parallel zum unteren Bein in der Luft gehalten wird. Strecken Sie es im Wechsel.

HINWEISE
■ Kippen Sie nicht mit dem Becken nach hinten um.
■ Halten Sie Ihre Wirbelsäule stabil. Lassen Sie sie nicht zum Boden durchhängen.

VARIATIONEN
a. Heben Sie die Hüfte an und beugen und strecken das Bein vor und zurück.
b. Legen Sie das Säckchen auf das Kniegelenk.

SCHWIERIGKEITSGRAD
leicht
mittel
schwer

118

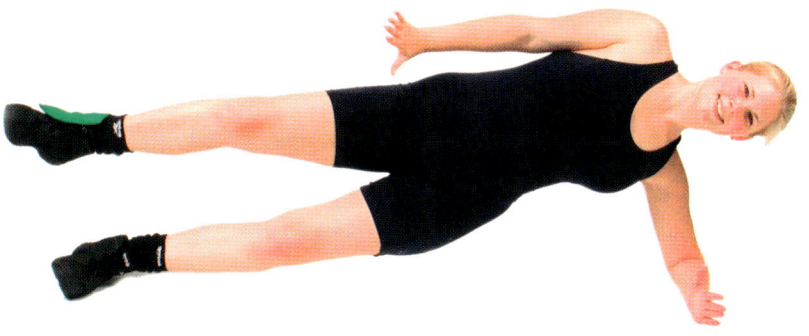

Grundspannung

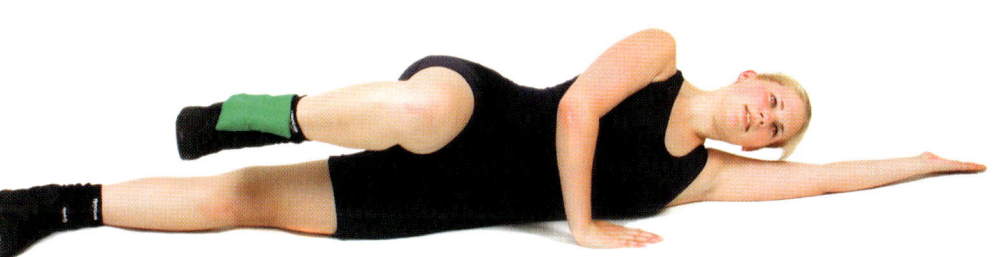

Variation a.

KRÄFTIGUNGSÜBUNG MIT EINEM SÄCKCHEN

TRAININGSZIELE **Kräftigung** der Rückenmuskulatur
Kräftigung der Schulterblattmuskulatur
Stabilisation des gesamten Rumpfs

BESCHREIBUNG

Ausgangsstellung: Sie nehmen die Grundhaltung *Vierfüßlerstand* ein. Legen Sie sich das Säckchen auf die Handinnenfläche einer Hand.

Übungsausführung: Strecken Sie den Arm mit dem Säckchen waagerecht zum Boden nach vorn aus.

HINWEISE

■ Halten Sie den Kopf in Verlängerung der Wirbelsäule. Der Blick ist auf den Boden gerichtet, nicht auf das Säckchen.
■ Präsentieren Sie das Säckchen wie ein Tablett mit Sektgläsern.
■ Weichen Sie mit Ihrem Oberkörper nicht zur Gegenseite aus, wenn Sie Ihren Arm nach vorn oder zur Seite strecken.

VARIATIONEN

a. Verharren Sie in der gestreckten Haltung. Werfen Sie das Säckchen mit gestrecktem Arm wenige Zentimeter hoch. Richten Sie Ihren Blick weiterhin zum Boden.
b. Strecken Sie gleichzeitig Ihr gegengleiches Bein waagerecht nach hinten aus.
c. Beschreiben Sie mit Ihrem ausgestreckten Arm und Bein einen Halbkreis nach außen. Die Beinbewegung ist auf Grund der geringeren Hüftbeweglichkeit deutlich kleiner als die Armbewegung.

SCHWIERIGKEITSGRAD

leicht
mittel
schwer

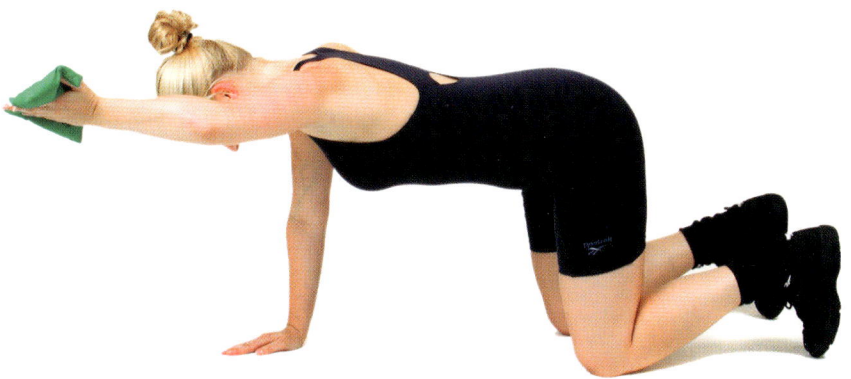

Grundspannung

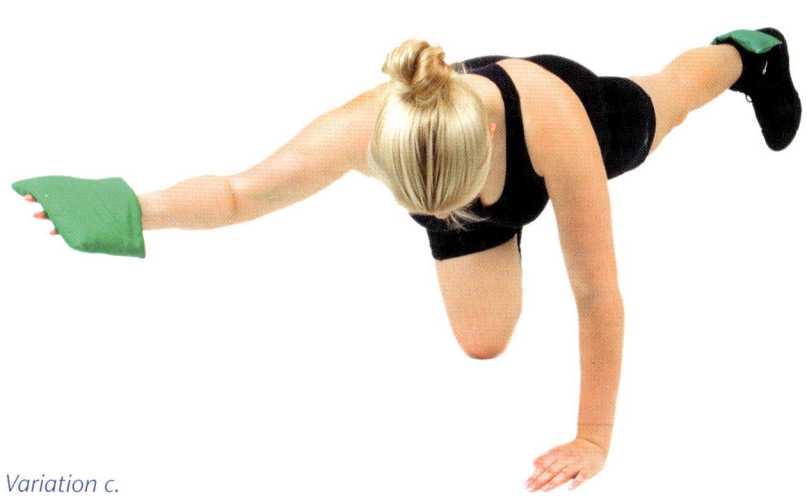

Variation c.

82 KRÄFTIGUNGSÜBUNG MIT EINEM SÄCKCHEN

TRAININGSZIELE **Kräftigung** der Rückenstreckmuskulatur
Kräftigung der Schulterblattmuskulatur

BESCHREIBUNG
Ausgangsstellung: Sie nehmen die Grundhaltung *Schneidersitz* ein.
Nehmen Sie die Arme in Seithalte. Ziehen Sie Ihre
Arme möglichst weit zurück.

Übungsausführung: Übergeben Sie das Säckchen oben über Ihrem Kopf
und unten hinter Ihrem Rücken.

HINWEISE
■ Ziehen Sie die Arme in jeder Winkelstellung möglichst weit nach hinten.
■ Halten Sie insbesondere die aufrechte Rückenstreckung bei, wenn Sie das
Säckchen oben übergeben.
■ Schieben Sie den Kopf in Verlängerung
der Wirbelsäule nach oben. Achten Sie
darauf, dass Ihr Kopf nicht nach vorne
fällt.

SCHWIERIGKEITSGRAD
leicht
mittel
schwer

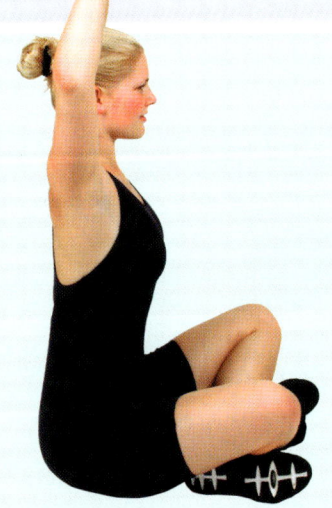

KRÄFTIGUNGSÜBUNG MIT ZWEI SÄCKCHEN

TRAININGSZIELE   **Kräftigung** der Rückenstreckmuskulatur
Kräftigung der Rotatoren
Mobilisation der Wirbelsäule

BESCHREIBUNG

Ausgangsstellung: Sie nehmen die Grundhaltung *Schneidersitz* ein.
Nehmen Sie die Arme in Seithalte. Legen Sie die
Säckchen jeweils auf die Handinnenfläche.

Übungsausführung: Strecken Sie im Wechsel die Arme nach links und
rechts aus.

HINWEISE

■ Unterstützen Sie die Seitbewegung mit Ihrem Rücken.
■ Halten Sie die Schultern auf einer Höhe.
■ Drehen Sie die Hand ein, wenn Sie Ihren Arm anwinkeln.

VARIATION

a. Halten Sie beide Arme leicht angewinkelt. Legen Sie die Säckchen auf
Ihre Schultern. Führen Sie die Seitbewegungen nur mit der Wirbelsäule
aus.

SCHWIERIGKEITSGRAD

leicht
mittel
schwer

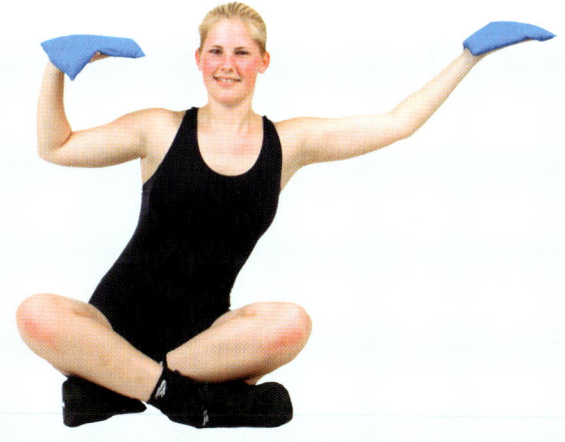

KRÄFTIGUNGSÜBUNG MIT ZWEI SÄCKCHEN

TRAININGSZIELE

Kräftigung der Rückenstreckmuskulatur
Kräftigung der Rotatoren
Mobilisation der Wirbelsäule

BESCHREIBUNG

Ausgangsstellung: Sie nehmen die Grundhaltung *Schneidersitz* ein. Nehmen Sie Ihre Arme in Seithalte. Legen Sie die Säckchen jeweils auf Ihre Handinnenfläche.

Übungsausführung: Drehen Sie den Oberkörper.

HINWEISE

■ Halten Sie Ihre Schultern auf einer Höhe.
■ Drehen Sie Ihren Kopf so weit wie möglich mit.
■ Halten Sie Ihre aufrechte Rückenstreckung auch während der Drehbewegung bei.

VARIATION

a. Legen Sie sich auf jede Schulter ein Säckchen. Lassen Sie Ihre Arme seitlich hängen. Schieben Sie eine Schulter nach vorn, die andere nach hinten. Ziehen Sie die Schultern nicht nach oben.

SCHWIERIGKEITSGRAD

leicht
mittel
schwer

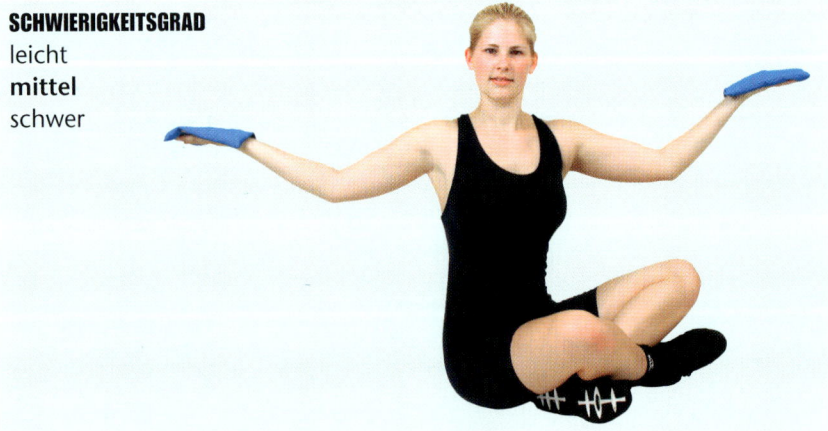

4 Koordinationsübungen

KOORDINATIONSÜBUNG MIT EINEM SÄCKCHEN

TRAININGSZIELE   Rhythmisierungsfähigkeit
Geschicklichkeit

BESCHREIBUNG

Ausgangsstellung: Legen Sie das Säckchen von oben auf Ihre Handinnen-
kante und den Daumen. Der Daumen ist angelegt.
Die Hand ist ausgestreckt. Halten Sie die Hand parallel
zum Oberkörper.

Übungsausführung: Halten Sie Ihre andere Hand in gleicher Weise darun-
ter. Drehen Sie die obere Hand zu sich herum, bis das
Säckchen auf Ihre untere Hand herunterkippt.

HINWEIS

■ Fahren Sie so lange mit der Übung fort,
bis sich ein rhythmischer Bewegungsablauf ergibt. Das Säckchen fällt wie Wasser
einen Wasserfall hinab.

SCHWIERIGKEITSGRAD
leicht
mittel
schwer

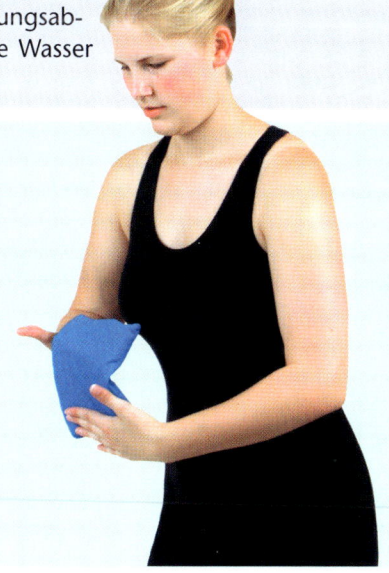

KOORDINATIONSÜBUNG MIT EINEM SÄCKCHEN

TRAININGSZIELE   Gleichgewichtsfähigkeit
Standstabilisation

BESCHREIBUNG

Ausgangsstellung: Sie nehmen die Grundhaltung *Stehen* ein. Legen Sie sich ein Säckchen auf den Fußrist.

Übungsausführung: Schreiben Sie mit dem Fuß die Zahlen von 1-5 in die Luft. Legen Sie das Säckchen auf den anderen Fuß und schreiben die Zahlen von 6-10.

HINWEISE

- Nehmen Sie ruhig die Arme zur Seite und gleichen Sie damit die Beinbewegungen aus.
- Versuchen Sie, mit Ihrem Standbein einen festen Stand zu haben. Spannen Sie Ihr Fußgewölbe an. Aktivieren Sie auch Ihre Gesäß- und Bauchmuskulatur. Hüpfen Sie nicht auf Ihrem Standbein herum.
- Richten Sie Ihren Oberkörper auf.
- Versuchen Sie, einen Punkt in Augenhöhe zu fixieren.

VARIATIONEN

a. Schreiben Sie Ihren Vor- und Nachnamen in die Luft.
b. Schreiben Sie Ihr Geburtsdatum und Ihren Geburtsort.
c. Wählen Sie ein Sprichwort aus, zum Beispiel: „Morgenstund hat Gold im Mund".
d. Seien Sie kreativ. Wählen Sie Ihre Lieblingsfarbe, Ihren Lieblingsnamen, den Namen einer nahe stehenden Person usw.
e. Variieren Sie die Ausgangsstellung. Sie können diese Übung im Sitzen auf dem Boden oder auf dem Stuhl als auch im Liegen in der Bauchlage am Boden ausführen.

SCHWIERIGKEITSGRAD

leicht
mittel
schwer

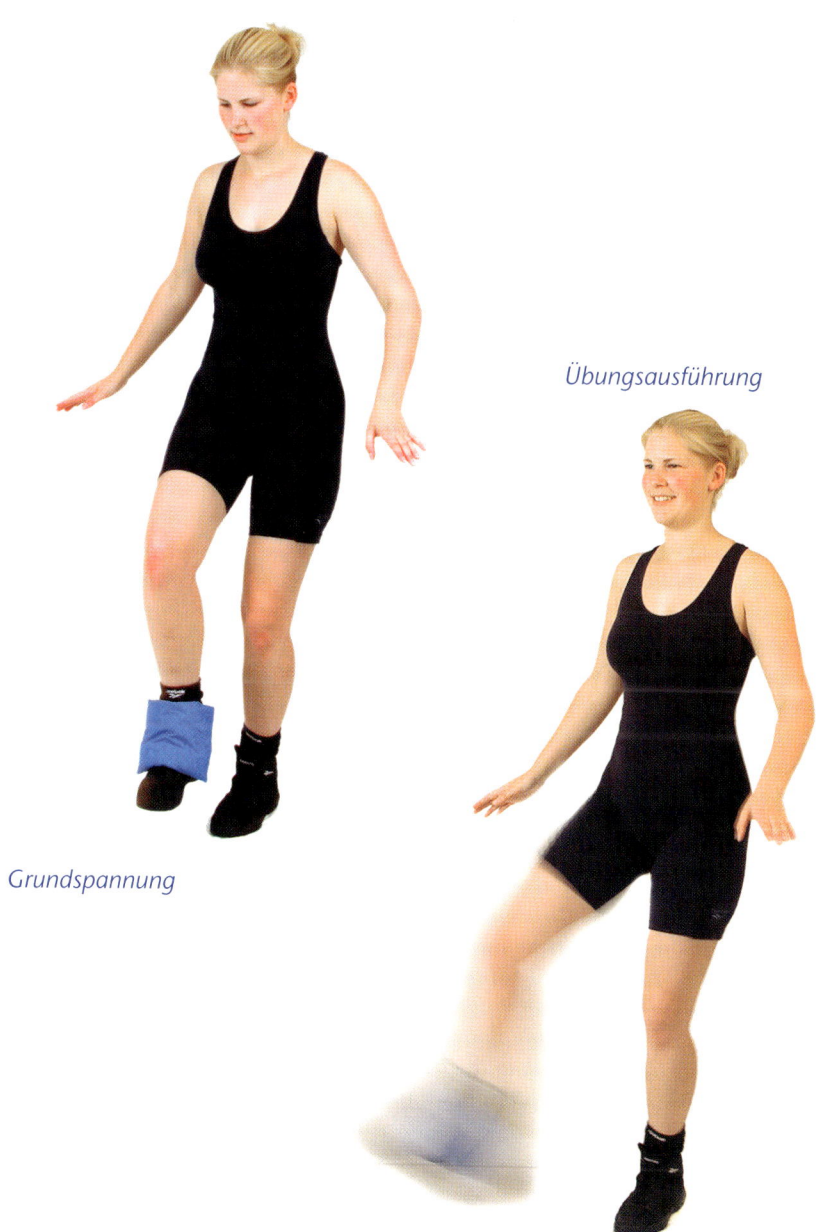

Übungsausführung

Grundspannung

KOORDINATIONSÜBUNG MIT DREI SÄCKCHEN

TRAININGSZIELE　　Gleichgewichtsfähigkeit
　　　　　　　　　　　　Standstabilisation

BESCHREIBUNG

Ausgangsstellung:　Sie nehmen die Grundhaltung *Stehen* ein. Heben Sie ein Bein rechtwinklig an. Legen Sie sich ein Säckchen auf Ihr Knie, auf die Handinnenfläche des gegengleichen Arms und ein Säckchen auf den Kopf.

Übungsausführung:　Stellen Sie sich vor, auf Ihrem Tablett würden Sektgläser stehen. Beschreiben Sie mit dem Tablett einen großen Halbkreis und teilen Sie großzügig Sekt aus.

HINWEISE

■ Folgen Sie dem Tablett mit Ihrem Blick. Lächeln Sie in die Runde.
■ Wechseln Sie die Seiten.

VARIATIONEN

a. Legen Sie das Säckchen auf die Schulter der austeilenden Hand. Achten Sie darauf, dass Sie Ihre Schulter nicht hochziehen.
b. Legen Sie ein Säckchen auf den Kopf und ein Säckchen auf den Fußrist. Teilen Sie den Sekt mit dem Fuß aus.
c. Legen Sie sich das Säckchen auf den Handrücken. Formen Sie Ihre Finger zu Krallen. Kassieren Sie alles ein, was Ihnen gefällt.

SCHWIERIGKEITSGRAD

leicht
mittel
schwer

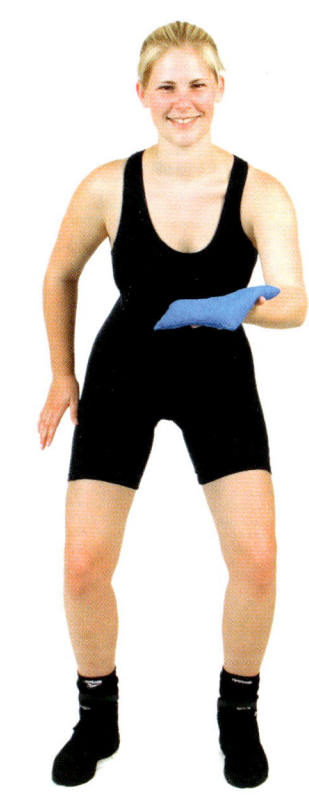

Grundspannung

Variation c.

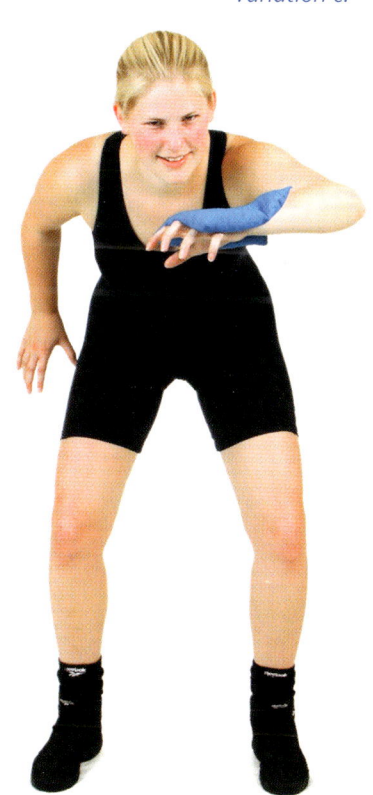

5 Übungen zu zweit oder in der Gruppe

ÜBUNGEN MIT ZWEI SÄCKCHEN UND EINEM PARTNER

TRAININGSZIEL   Reaktionsfähigkeit

BESCHREIBUNG

Ausgangsstellung: Ein Partner hält in jeder Hand ein Säckchen am oberen Rand fest.

Übungsausführung: Der andere Partner formt seine Hände zu *Schnäbeln* und *pickt* an den Säckchen, indem er sie kurz mit den Fingerspitzen berührt. Nach jeder Berührung werden die Säckchen in einer neuen Position gehalten.

HINWEISE

■ Ziehen Sie nach dem *Picken* Ihren *Schnabel* sofort wieder zurück.
■ Achten Sie beim Bücken auf eine rückengerechte Haltung. Vermeiden Sie eine Rundrückenhaltung.
■ *Picken* Sie auch mal über Kreuz.

SCHWIERIGKEITSGRAD
leicht
mittel
schwer

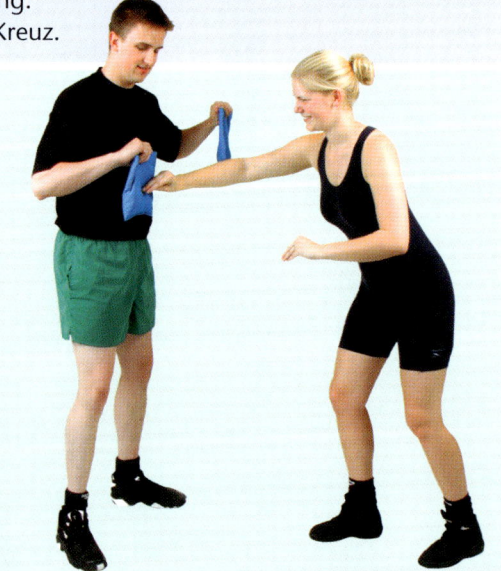

ÜBUNGEN MIT ZWEI SÄCKCHEN UND EINEM PARTNER

TRAININGSZIELE   Standstabilisation
Oberkörperaufrichtung

BESCHREIBUNG
Ausgangsstellung: Stellen Sie sich mit Ihrem Partner Rücken an Rücken.
Legen Sie sich beide ein Säckchen auf den Kopf.

Übungsausführung: Drücken Sie Ihre Handflächen gegen die Ihres Partners. Heben Sie beide Ihr rechtes Bein.

HINWEISE
■ Berühren Sie sich nur an den Händen.
■ Richten Sie Ihren Oberkörper auf und nehmen Sie Ihre aufrechte Haltung wahr.
■ Ziehen Sie die Fußspitze des angehobenen Beins an.

SCHWIERIGKEITSGRAD
leicht
mittel
schwer

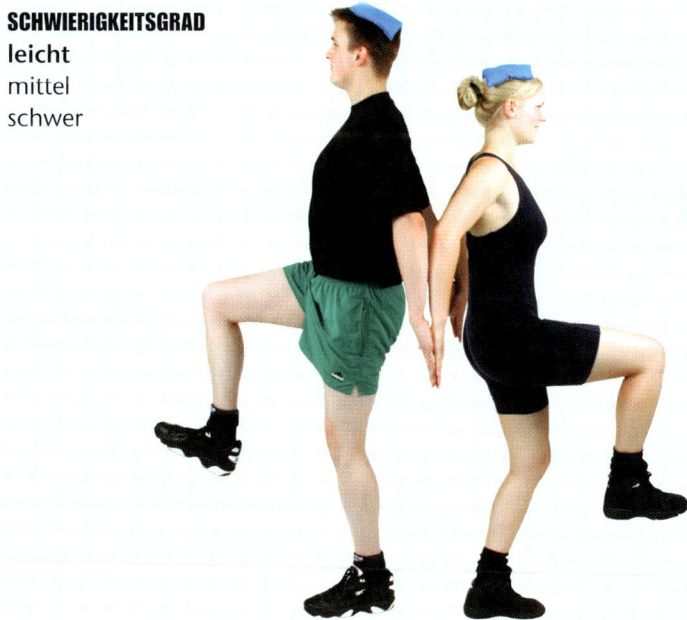

VI Der Gymnastikball – klassisch und trotzdem modern

1 Besonderheiten des Trainings mit dem Gymnastikball

Der Gymnastikball besitzt einen hohen Aufforderungscharakter. In der Regel fordert er sofort zur Bewegung heraus. Der Ball kann geprellt, geworfen, gerollt und gefangen werden. Er lässt sich mit verschiedenen Körperteilen bewegen. Besonders mit einem Partner kann er nicht nur die gymnastische Übung unterstützen, sondern vorrangig als Spielgerät eingesetzt werden. Dann stehen weniger die Kräftigungsübungen im Vordergrund als vielmehr das spielerische Aufwärmen und Geschicklichkeitsübungen.

Gymnastikbälle gibt es in verschiedenen Größen und Gewichtsklassen, wie zum Beispiel in 16 cm (300 g) oder 19 cm Durchmesser (420 g), aus Gummi oder Ruton. Suchen Sie sich Ihre Lieblingsfarbe aus, dann macht das Training gleich noch mal so viel Spaß.

Für manche Übungsbeispiele ist es sinnvoll, den Gymnastikball durch andere Bälle zu ersetzen. So kann bei Unsicherheiten im Fangen ein Softball zur Ballgewöhnung eingesetzt werden und die Angst vor unkontrollierten Ballberührungen genommen werden. Noppenbälle mit 6-23 cm oder Touchbälle mit 8-16 cm Durchmesser vereinfachen das Fangen und vermitteln ein neues Ballgefühl. Das Berühren der Noppen stimuliert zusätzlich die Sinneswahrnehmung. Medizinbälle verlagern den Schwerpunkt auf die motorische Beanspruchungsform Kraft, während Tennisbälle oder Igelbälle oft die Koordinationsfähigkeit erhöhen. Auch Luftballons können gezielt eingesetzt werden, um den Charakter einer Übung zu verändern. So muss der Krafteinsatz gut dosiert werden, um den Luftballon nicht zum Platzen zu bringen. Bei Wurfübungen ist die Flugbahn nahezu unberechenbar und erfordert daher eine erhöhte Aufmerksamkeit. Die schwierige Kontrollierbarkeit lässt sich besonders für heterogene Gruppen nutzen. Den Luftballon mit Schlagbewegungen vorwärts zu treiben, stellt für den Ballgeübten wie für den Anfänger eine Herausforderung dar. Der Einsatz von Fit-Bällen, Multibällen oder von mit einem Trinkhalm aufblasbaren Overbällen sorgt für Abwechslung. Noppenbälle und Foambälle lassen sich gut reinigen und sind sogar im Wasser einsetzbar.

Die Übungsprinzipien

Halten Sie die beschriebenen Hand- und Körperhaltungen sowie die Übungsausführungen ein. Lassen Sie ruhig hin und wieder Ihrer Bewegungsfreude freien Lauf. Beachten Sie jedoch wichtige *Hinweise* zur Körperhaltung. Nehmen Sie Ihren Bewegungsdrang manchmal auch ein wenig zurück. Finden Sie für sich selbst dazwischen einen geeigneten Weg, der die Funktionalität der Übung gewährleistet, ohne auf Ihren Spaß verzichten müssen.

2   Aufwärmen

AUFWÄRMEN MIT EINEM BALL

BESCHREIBUNG
Bewegen Sie sich frei im Raum. Balancieren Sie den Ball auf der ausgestreckten Handinnenfläche.

HINWEISE
- Strecken Sie die Finger ganz durch, umschließen Sie den Ball nicht mit der Hand.
- Balancieren Sie den Ball auf der rechten und linken Hand.

VARIATIONEN
a. Balancieren Sie den Ball auf dem Handrücken.
b. Laufen Sie während der Übungsausführung.
c. Gehen Sie seitwärts und überkreuzen die Beine vor- und rückwärts.

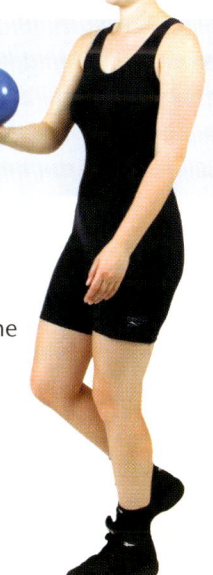

AUFWÄRMEN MIT EINEM BALL

BESCHREIBUNG
Prellen Sie den Ball auf den Hallenlinien oder zu Hause entlang einem Fuß-bodenmuster.

HINWEISE
- ■ Lernen Sie, den Ball einzuschätzen und zu kontrollieren. Schauen Sie auch mal geradeaus oder in eine andere Richtung und spüren Sie, wie der Ball in Ihre Hand hochspringt.
- ■ Halten Sie den Oberkörper aufrecht.
- ■ Wölben Sie Ihre Hand so, dass Sie möglichst viel Ballkontakt haben.
- ■ Bauen Sie eine Spannung in Ihren Fingern auf, um den Ball zu kontrol-lieren.
- ■ Prellen Sie aus dem Handgelenk und aus dem Ellbogen. Vermeiden Sie zu starke Schulterbewegungen.

VARIATIONEN
a. Finden Sie verschiedene Rhythmen, in denen Sie den Ball prellen, wie zum Beispiel 3 x kurz und 3 x lang.
b. Bleiben Sie zwischendurch stehen und prellen den Ball um sich herum.
c. Gehen Sie beim Prellen rückwärts.
d. Versuchen Sie, den Ball im Seitgalopp zu prellen.
e. Prellen Sie den Ball auf einer Langbank.
f. Prellen Sie den Ball durch beziehungsweise über einen kleinen Hinder-nisparcours, zum Beispiel über einen Kasten oder eine Bank, über die Sie selbst auch steigen.

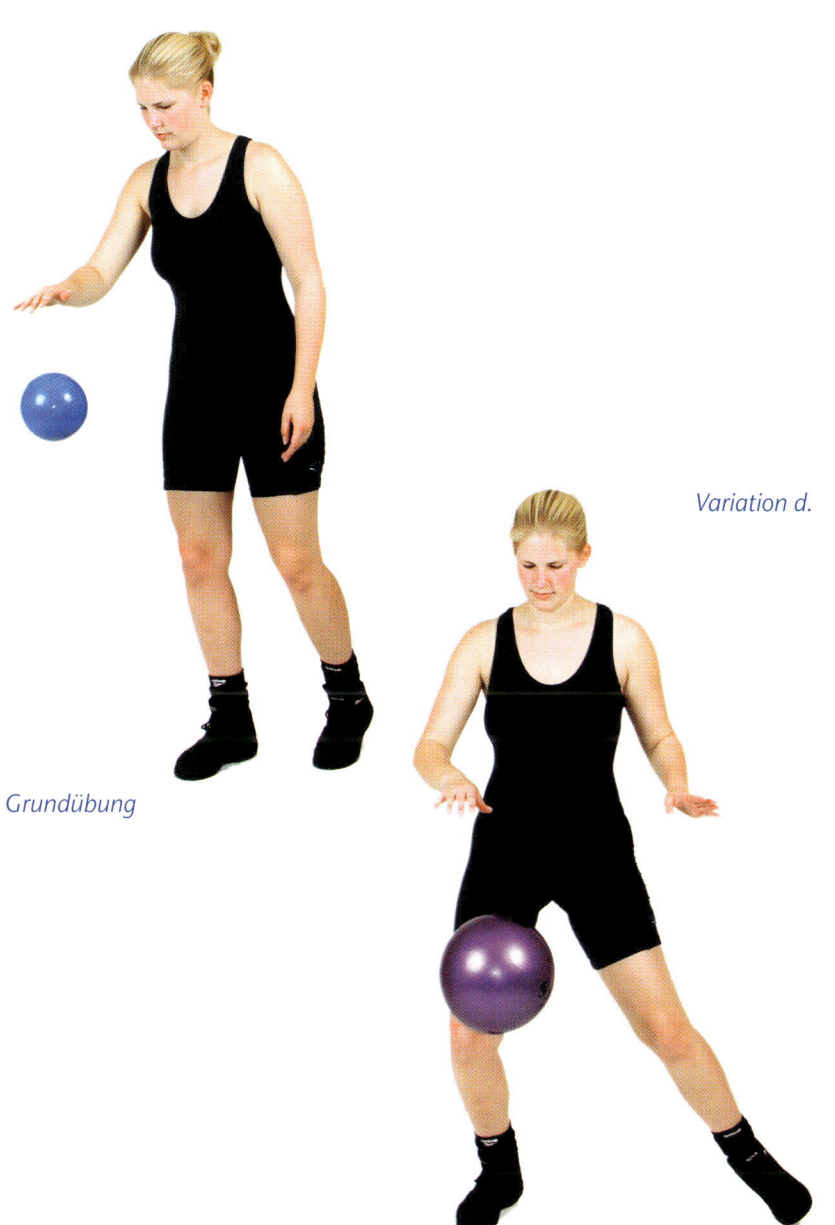

Variation d.

Grundübung

135

3 Kräftigungsübungen

92 KRÄFTIGUNGSÜBUNG MIT ZWEI BÄLLEN

TRAININGSZIELE **Kräftigung** der Gesäßmuskulatur
Kräftigung der Oberschenkelmuskulatur

BESCHREIBUNG
Ausgangsstellung: Sie nehmen die Grundhaltung *Stehen* ein.

Übungsausführung: Machen Sie große Ausfallschritte nach vorn. Balancieren Sie dabei auf Ihren nach oben gerichteten Handinnenflächen jeweils einen Gymnastikball.

HINWEISE
- Halten Sie Ihren Oberkörper aufrecht.
- Gehen Sie kontrolliert tief, fallen Sie nicht in den Schritt hinein.
- Setzen Sie Ihren Fuß in Laufrichtung auf.
- Achten Sie auf eine achsengerechte Knie-Fuß-Einstellung. Das Knie soll über dem Fuß bleiben und nicht darüber hinauszeigen. Weichen Sie nicht mit dem Knie nach innen in eine X-Beinstellung aus.
- Machen Sie in der Streckung keine Pause, sondern setzen Sie gleich den nächsten Schritt vorwärts.
- Setzen Sie sich ein Ziel, wo Sie ankommen wollen. Wenn Sie Schwierigkeiten mit dem Gleichgewicht haben und Zickzack gehen, achten Sie vermehrt auf Ihre Bauch- und Rumpfspannung.

VARIATIONEN
a. Werfen Sie zunächst einen Ball aus der tiefen Beugeposition in die Luft und fangen ihn in der nächsten Schrittstellung auf, wenn das andere Bein vorn ist. Fangen und werfen Sie mit beiden Händen gleichzeitig.
b. Führen Sie die Übung wie oben durch, aber werfen und fangen Sie jeweils nur mit einer Hand.
c. Prellen Sie den Ball neben sich. Bleiben Sie im Rhythmus.
d. Wenn Sie in der tiefen Beugestellung sind, rollen Sie den Ball durch die Beine auf die andere Seite. Mit einem Basketball fällt Ihnen die Übung leichter, da er sich leichter aufnehmen lässt.

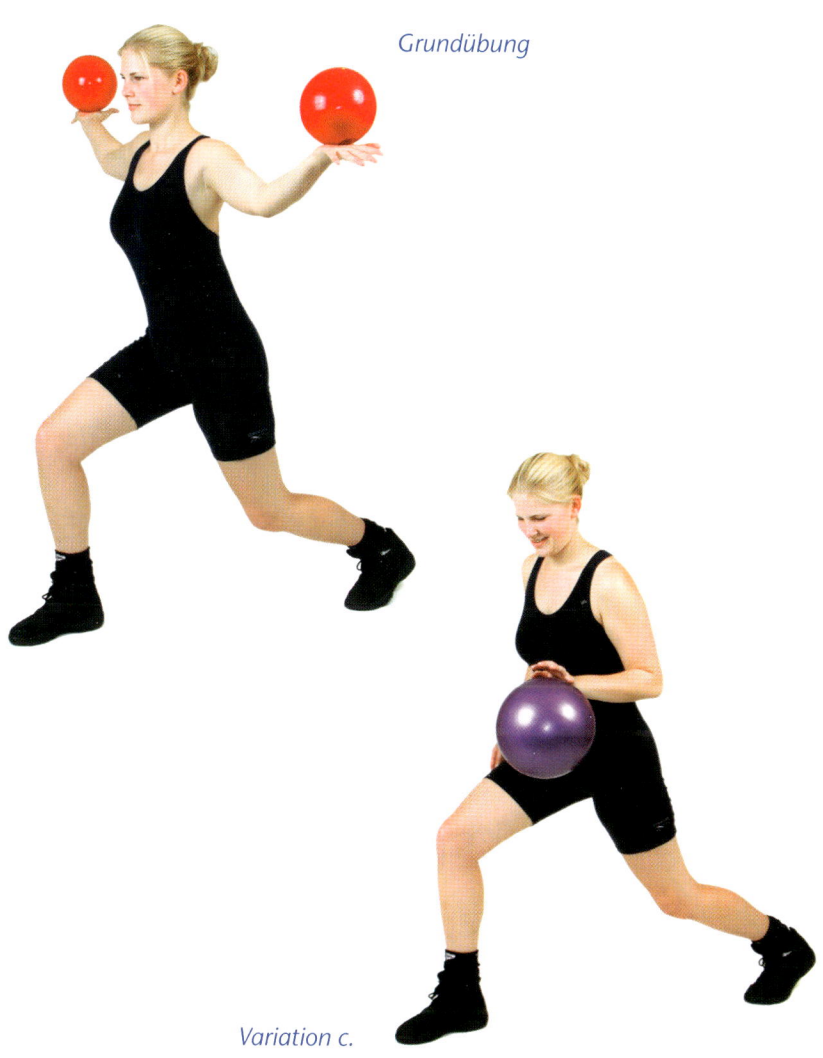

Grundübung

Variation c.

SCHWIERIGKEITSGRAD
leicht
mittel
schwer

93

KRÄFTIGUNGSÜBUNG MIT EINEM BALL

TRAININGSZIELE **Kräftigung** der Schulterblattmuskulatur
Kräftigung der Brustmuskulatur
Kräftigung der Armstreckmuskulatur

BESCHREIBUNG

Ausgangsstellung: Sie nehmen die Grundstellung *Vierfüßlerstand* ein.

Übungsausführung: Rollen Sie einen Ball um Ihre aufgestützte Hand herum.

HINWEISE

■ Halten Sie den Oberkörper stabil, wenn Sie einen Arm abheben, um den Ball zu rollen.
■ Weichen Sie nicht zu der Seite aus, auf der der Arm den Oberkörper abstützt.
■ Machen Sie keine Rotationsbewegung in der Wirbelsäule.

VARIATIONEN

a. Versuchen Sie, im Vierfüßlerstand den Ball zu prellen. Halten Sie Ihren Oberkörper stabil. Strecken Sie den Kopf in Verlängerung der Wirbelsäule.
b. Rollen Sie den Ball so weit wie möglich zur Seite. Schauen Sie dem Ball hinterher.
c. Gehen Sie in die tiefe Rutschhalte. Strecken Sie die Arme lang nach vorn aus, bis die Stirn fast den Boden berührt. Die Oberschenkel bleiben senkrecht zum Boden. Halten Sie in den Knien einen 90°-Winkel. Legen Sie eine Hand von oben auf den Ball. Krabbeln Sie mit den Fingern so, dass der Ball, so weit wie möglich, neben Ihren Beinen nach hinten rollt und wieder nach vorn.

SCHWIERIGKEITSGRAD

leicht
mittel
schwer

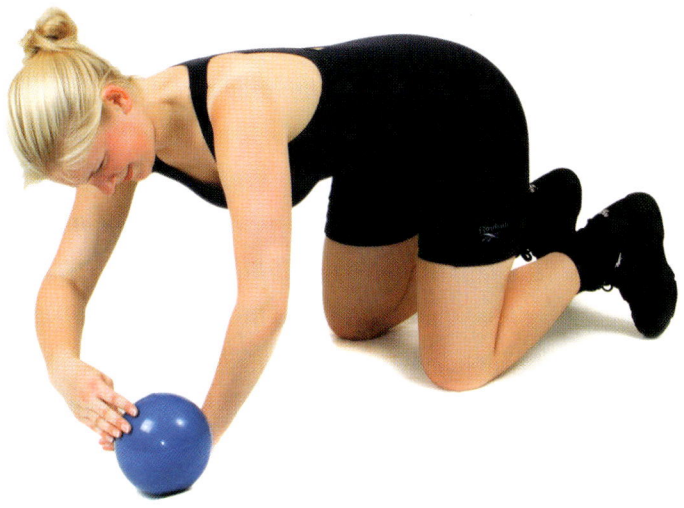

Grundübung

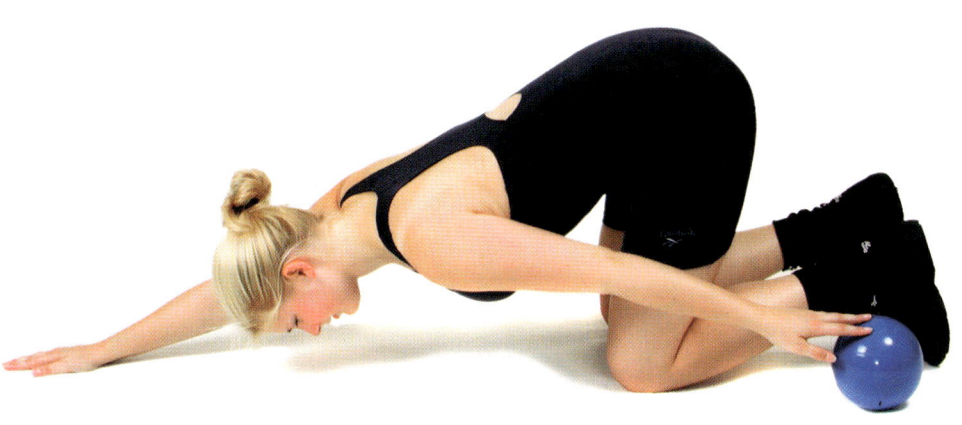

Variation c.

94 | KRÄFTIGUNGSÜBUNG MIT EINEM BALL

TRAININGSZIELE   **Kräftigung** der Rückenstreckmuskulatur
Kräftigung der Bauchmuskulatur

BESCHREIBUNG

Ausgangsstellung: Sie liegen in der Rückenlage. Klemmen Sie sich einen Ball zwischen Ihre Füße. Strecken Sie die Arme lang über Ihrem Kopf aus.

Übungsausführung: Rollen Sie mehrere Umdrehungen um Ihre Längsachse.

HINWEISE

■ Halten Sie die Beine gestreckt.
■ Heben Sie den Kopf so an, dass er ebenfalls nicht den Boden berührt.
■ Halten Sie die Hüfte und den Schultergürtel parallel. Verwringen Sie sich nicht, indem der Schultergürtel die Bewegung führt.

VARIATIONEN

a. Heben Sie die Beine so vom Boden ab, dass der Ball nicht den Boden berührt.
b. Klemmen Sie sich (auch) einen Ball zwischen die Hände.

SCHWIERIGKEITSGRAD

leicht
mittel
schwer

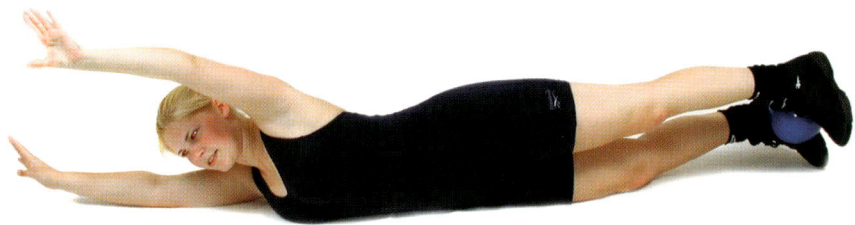

KRÄFTIGUNGSÜBUNG MIT EINEM BALL

TRAININGSZIEL　　**Kräftigung** der Rückenstreckmuskulatur

BESCHREIBUNG

Ausgangsstellung:　Sie nehmen die Grundhaltung *Bauchlage* ein.

Übungsausführung:　Rollen Sie einen Ball um sich herum.

HINWEISE

- Übergeben Sie die Führung des Balls vor Ihrem Kopf und über Ihrem Rücken von einer Hand in die andere.
- Richten Sie Ihren Blick während der Übungsausführung zum Boden.
- Drücken Sie die Fußspitzen zum Boden.

VARIATIONEN

a. Nehmen Sie die Arme in U-Halte, sodass Ihr Kopf zwischen den Armen ist. Halten Sie Ihre Hände außen und spielen Sie sich einen Ball von einer Hand in die andere Hand zu. Richten Sie Ihren Blick weiterhin zum Boden.

b. Nehmen Sie einen zweiten Ball. Rollen Sie einen Ball an Ihrer Körperseite nach vorn, den anderen Ball auf der anderen Seite nach hinten.

SCHWIERIGKEITSGRAD

leicht

mittel

schwer

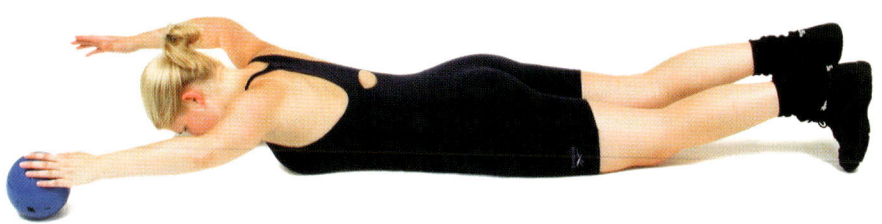

4 Koordinationsübung

96 KOORDINATIONSÜBUNG MIT EINEM BALL

TRAININGSZIELE
Standstabilisation
Gleichgewichtsfähigkeit

BESCHREIBUNG

Ausgangsstellung: Sie nehmen die Grundhaltung *Stehen* ein.

Übungsausführung: Stellen Sie einen Fuß mit etwas Gewicht auf den Ball. Rollen Sie den Ball vor und zurück.

HINWEISE

- Rollen Sie über den ganzen Fuß ab. Ziehen Sie die Zehen an, wenn das Bein nach vorn gestreckt ist.
- Je mehr Gewicht Sie auf den Ball bringen, umso schwieriger wird die Übung. Achten Sie auf einen stabilen Stand.
- Nehmen Sie Ihre Arme zur Seite. Das hilft Ihnen, leichter das Gleichgewicht zu halten.
- Beugen Sie bei den Variationsübungen Ihr Standbein noch ein wenig mehr, dann ist Ihr Bewegungsradius etwas größer.
- Weichen Sie mit dem Standbein nicht in eine X-Beinstellung aus.

VARIATIONEN

a. Rollen Sie mit Ihrem Fuß den Ball um Ihren anderen Fuß herum.
b. Schreiben Sie mit dem Ball vor Ihren Füßen Ihren Vornamen. Mit dem anderen Fuß Ihren Nachnamen
c. Schreiben Sie mit dem Ball Zahlen. Stellen Sie sich vor, Sie würden mitten in der Zahl stehen.

SCHWIERIGKEITSGRAD

leicht
mittel
schwer

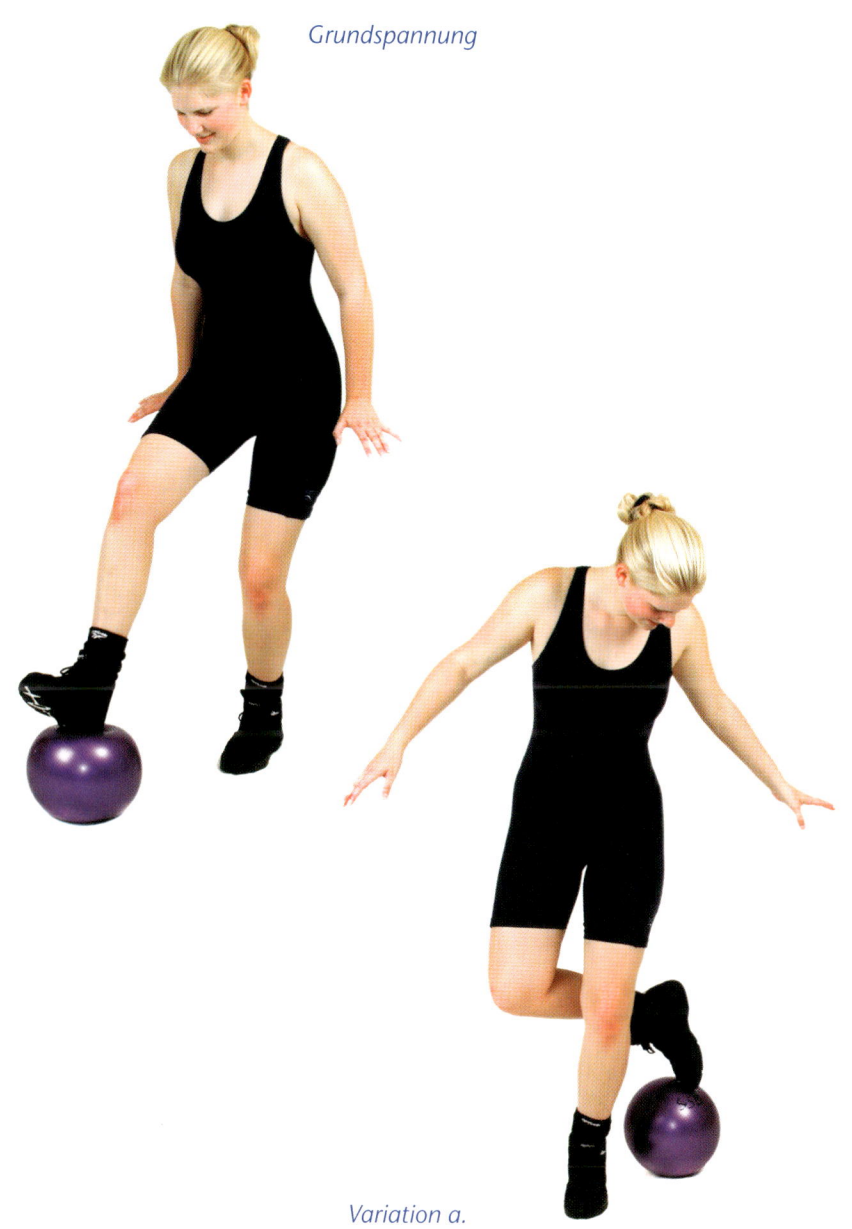

Grundspannung

Variation a.

5 Übungen zu zweit oder in der Gruppe

KOORDINATIONSÜBUNG MIT EINEM BALL UND EINEM PARTNER

TRAININGSZIEL Reaktionsfähigkeit

BESCHREIBUNG

Ausgangsstellung: Sie stehen im Abstand von einigen Metern mit dem Rücken zu Ihrem Partner, der den Ball hält.

Übungsausführung: Sobald Sie sich umdrehen, sodass Sie sich frontal gegenüberstehen, wirft Ihnen Ihr Partner den Ball sofort zu.

HINWEISE

■ Finden Sie nach der halben Drehung schnell einen festen Stand.
■ Werfen Sie den Ball erst, wenn Sie kurz Blickkontakt hatten.
■ Lassen Sie sich zunächst Zeit für die Übung und versuchen Sie erst, wenn Sie den Ball sicher fangen können, mehr Tempo in die Übung zu bringen.

VARIATIONEN

a. Der Partner mit dem Ball bestimmt durch ein akustisches Signal, zum Beispiel durch einen Zuruf *hepp* o. Ä., wann Sie sich umdrehen.
b. Spielen Sie den Ball als Bodenpass, d. h., der Ball prellt 1 x auf dem Boden auf, bevor Sie ihn fangen.
c. Sie werfen den Ball nicht genau auf Brusthöhe Ihres Partners, sondern mal etwas höher oder tiefer, mal mehr rechts oder links. Achtung, werfen Sie nicht direkt in Kopfhöhe Ihres Partners.
d. Sie haben den Ball bereits selbst in der Hand, bevor Sie sich umdrehen. Nach einer halben Drehung versuchen Sie, Ihrem Partner den Ball möglichst zielgenau und mit dem richtigen Druck zuzuwerfen, gleichgültig, ob er mal mehr rechts, links, vorne oder hinten steht.

SCHWIERIGKEITSGRAD

leicht
mittel
schwer

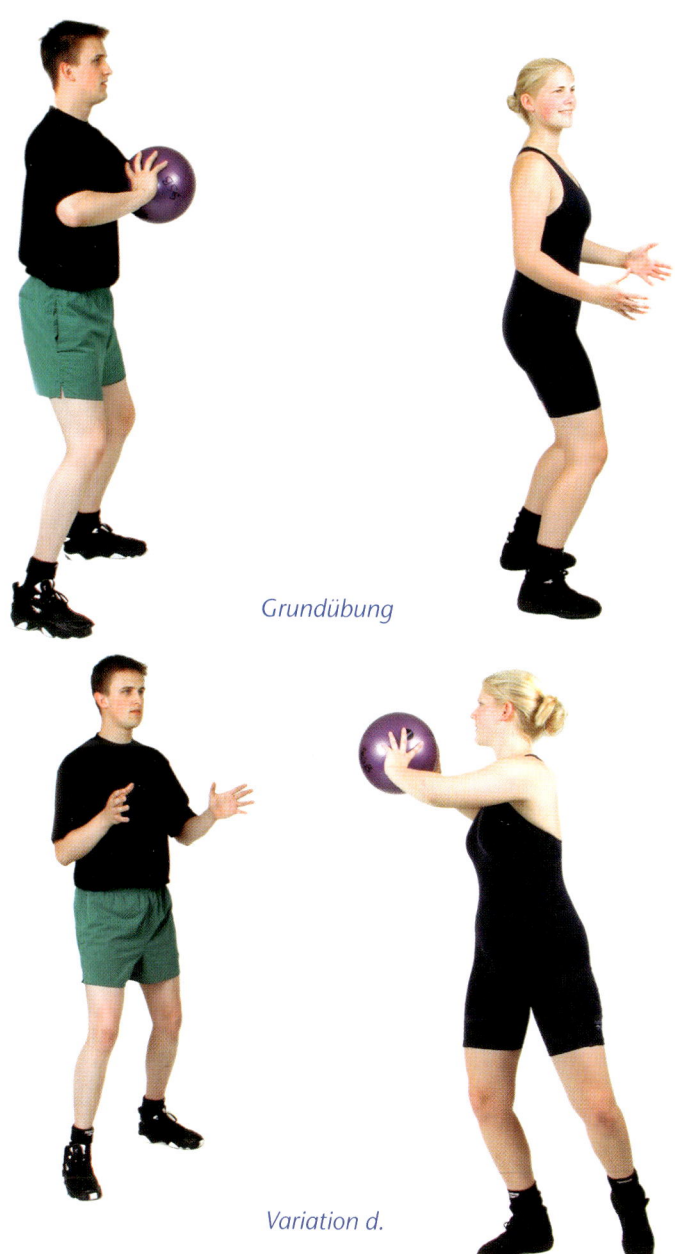

Grundübung

Variation d.

KOORDINATIONSÜBUNG MIT EINEM BALL UND EINEM PARTNER

TRAININGSZIEL   Reaktionsfähigkeit

BESCHREIBUNG
Ausgangsstellung: Sie stehen mit geschlossenen Augen, im Abstand von einigen Metern, zu Ihrem Partner, der den Ball hält.

Übungsausführung: Sobald Sie die Augen öffnen, wirft Ihnen Ihr Partner den Ball sofort zu.

HINWEISE
■ Werfen Sie den Ball erst, wenn Sie kurz Blickkontakt hatten.
■ Lassen Sie sich zunächst Zeit für die Übung und versuchen Sie erst, wenn Sie den Ball sicher fangen können, mehr Tempo in die Übung zu bringen.

VARIATIONEN
a. Verändern Sie Ihre Standposition. Stehen Sie nur auf einem Bein, mit tief gebeugtem Bein oder mit gerade gestrecktem Bein.
b. Verändern Sie Ihre Handhaltung. Nehmen Sie die Hände in Ballfangposition. Wenn Sie bereits etwas geübt sind, halten Sie Ihre Hände nach oben gestreckt oder sogar hinter den Rücken.
c. Verändern Sie Ihre Kopfposition. Legen Sie den Kopf in den Nacken und schließen die Augen.
d. Variieren Sie den Druck, mit dem Sie den Ball werfen.
e. Nehmen Sie unterschiedliche Bälle.
f. Der Partner mit dem Ball bestimmt durch ein akustisches Signal, zum Beispiel durch einen Zuruf „hepp" o. Ä., wann Sie die Augen öffnen. Erst danach wirft er Ihnen den Ball zu.

SCHWIERIGKEITSGRAD
leicht
mittel
schwer

Grundübung

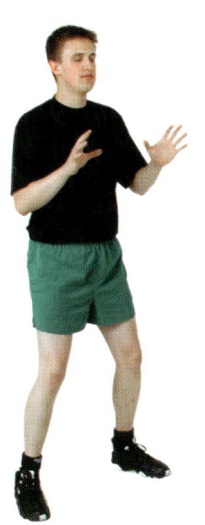
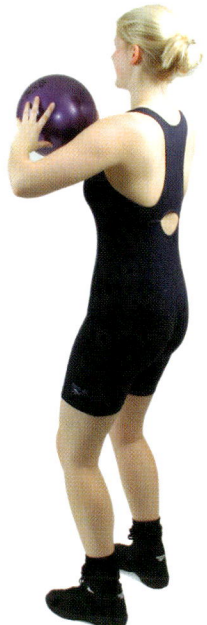

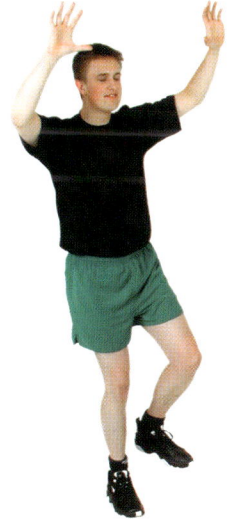
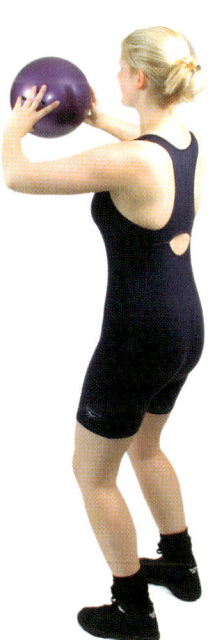

Variation a. + b.

KOORDINATIONSÜBUNG MIT ZWEI BÄLLEN UND EINEM PARTNER

TRAININGSZIEL   Reaktionsfähigkeit

BESCHREIBUNG

Ausgangsstellung: Sie stehen sich im Abstand von wenigen Metern gegenüber. Jeder hat einen Ball.

Übungsausführung: Sie spielen sich beide Bälle zu.

HINWEISE

■ Werfen Sie nur, wenn Ihr Partner aufmerksam ist.
■ Werfen Sie nicht auf Kopfhöhe Ihres Partners.
■ Werfen Sie den Ball so, dass Ihr Partner den Ball auch fangen kann.
■ Versuchen Sie, einen Rhythmus zu finden.

VARIATIONEN

a. Werfen Sie die Bälle gleichzeitig, aber über- oder nebeneinander.
b. Werfen Sie Ihrem Partner den Ball direkt zu, während er seinen Ball 1 x
   auf den Boden prellt, wenn er Ihnen den Ball zuwirft.
c. Prellen Sie beide den Ball gleichzeitig. Es kann zum Beispiel jeder mit
   seiner rechten zur linken Hand des Partners werfen, dann treffen sich
   die Bälle nicht.
d. Prellen Sie sich beide den Ball zu, aber zeitverzögert.
e. Werfen Sie sich beide den Ball im hohen Bogen zu.
f. Werfen Sie sich beide den Ball im hohen Bogen zu, aber zeitverzögert.
g. Spielen Sie sich einen Ball mit dem Fuß zu, werfen Sie den anderen
   Ball, direkt oder über den Boden.

SCHWIERIGKEITSGRAD

leicht
mittel
schwer

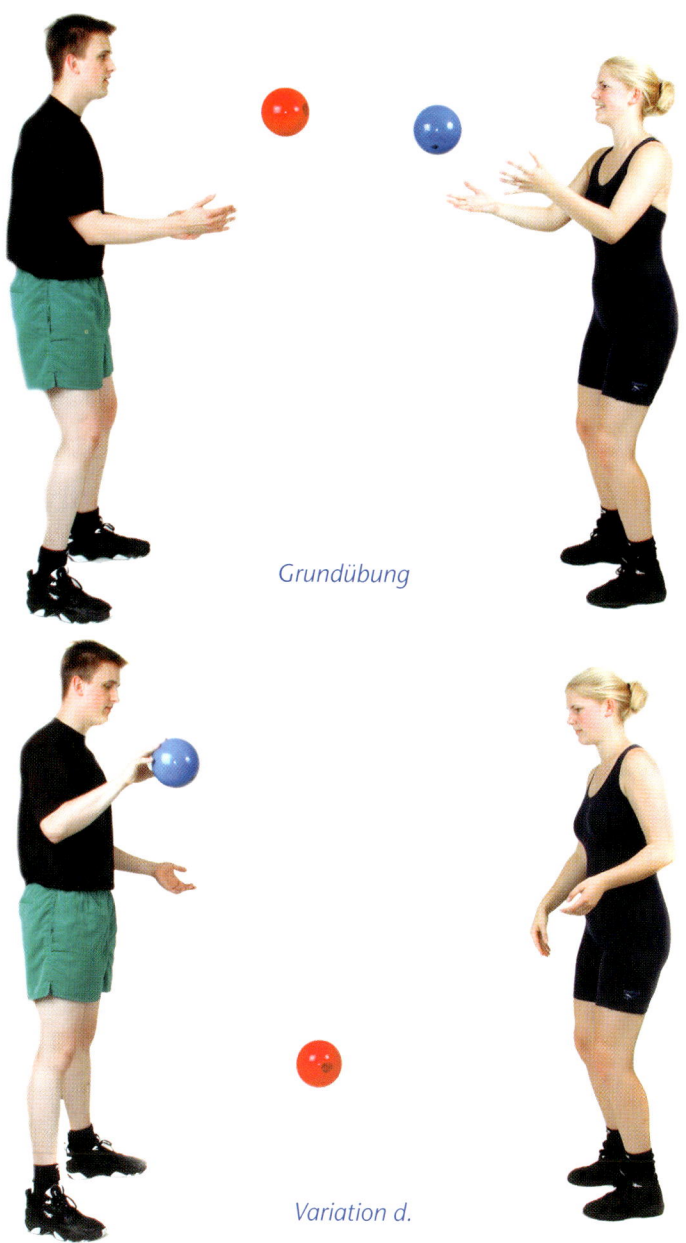

Grundübung

Variation d.

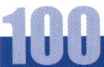 **KOORDINATIONSÜBUNG MIT ZWEI BÄLLEN UND EINEM PARTNER**

TRAININGSZIELE Reaktionsfähigkeit
Rhythmisierungsfähigkeit

BESCHREIBUNG

Ausgangsstellung: Sie stehen im Abstand von etwa 1 m nebeneinander. Jeder hat einen Ball.

Übungsausführung: Sie werfen den Ball im hohen Bogen so, dass er Ihrem Partner möglichst in die Hände fällt. Ihr Partner wirft seinen Ball genauso zu Ihnen, aber erst, wenn Ihr Ball seinen höchsten Punkt erreicht hat.

HINWEISE
- Werfen Sie den Ball möglichst beide gleich hoch und mit wenig Druck.
- Versuchen Sie, einen Rhythmus zu finden.

VARIATIONEN
a. Prellen Sie beide den Ball zeitverzögert so auf den Boden, dass er Ihrem Partner von unten in die Hände springt.
b. Wenn Sie bereits ein gut eingespieltes Team sind, versuchen Sie die gleiche Abfolge mit drei Bällen. Derjenige, der zwei Bälle in der Hand hat, beginnt, zuerst einen Ball zu werfen. Dann ist der Partner an der Reihe, anschließend wieder der erste Partner. Wichtig ist, den Ball erst zu werfen, kurz bevor man den anderen Ball fangen will.

SCHWIERIGKEITSGRAD
leicht
mittel
schwer

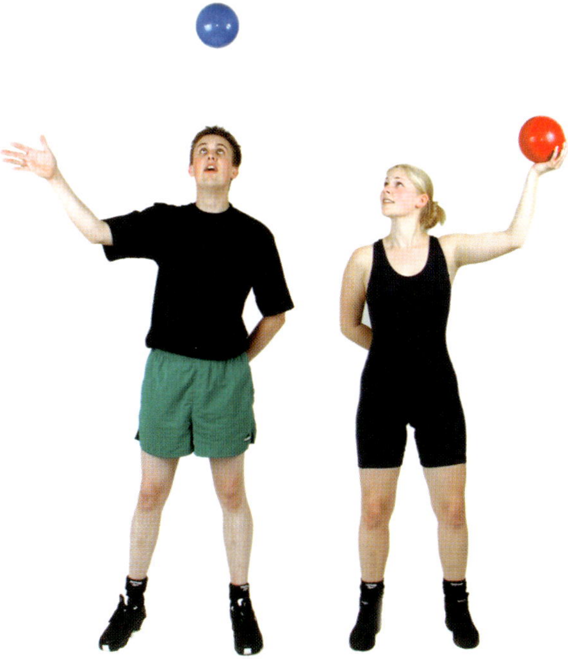

Grundübung

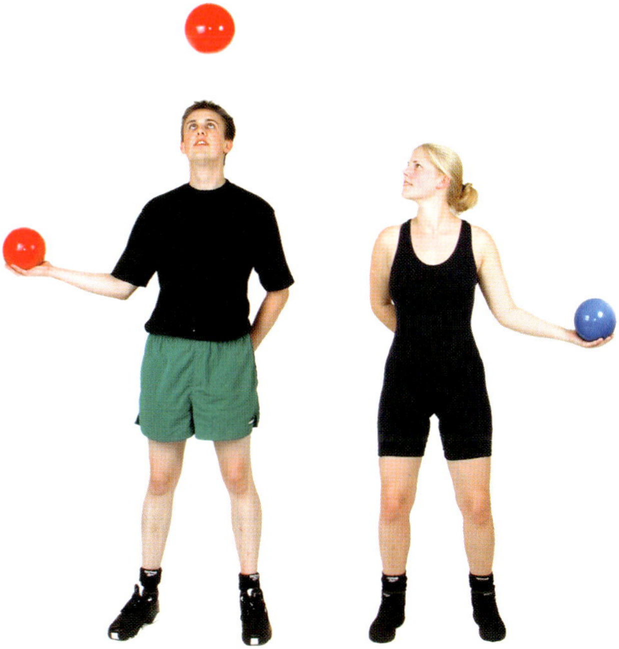

Variation b.

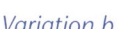

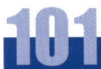

KOORDINATIONSÜBUNG MIT EINEM BALL UND EINEM PARTNER

TRAININGSZIELE　　Rhythmisierungsfähigkeit
　　　　　　　　　　　Anpassungsfähigkeit

BESCHREIBUNG

Ausgangsstellung:　Sie stehen Schulter an Schulter mit Ihrem Partner. Winkeln Sie Ihre Unterarme an. Der Daumen zeigt nach oben. Klemmen Sie einen Ball zwischen Ihren Handrücken und den Ihres Partners.

Übungsausführung:　Gehen Sie im gleichen Rhythmus vorwärts und bewegen Sie sich dabei wie ein Roboter.

HINWEISE

■ Mit Musik lässt sich leichter ein gemeinsamer Rhythmus finden.
■ Suchen Sie sich einen gleich großen Partner, dann fällt Ihnen die Übung leichter.

VARIATIONEN

a. Legen Sie den Ball zwischen die Fußaußenkanten.
b. Legen Sie den Ball zwischen die Ellbogen.
c. Versuchen Sie es mit Luftballons.
d. Kombinieren Sie verschiedene Bälle an verschiedenen Auflagepunkten (Kopf, Hüfte, Knie, ...)
e. Stellen Sie sich als Gruppe alle nebeneinander und klemmen Sie jeweils zwischen Ihre äußeren Unterarme einen Ball.
f. Variieren Sie das Tempo.
g. Gehen Sie auch Kurven und vorgegebene Formen.
h. Gehen Sie rückwärts bzw. seitwärts.
i. Ein Partner guckt in die entgegengesetzte Richtung, sodass ein Partner rückwärts und der andere vorwärts geht.

SCHWIERIGKEITSGRAD

leicht
mittel
schwer

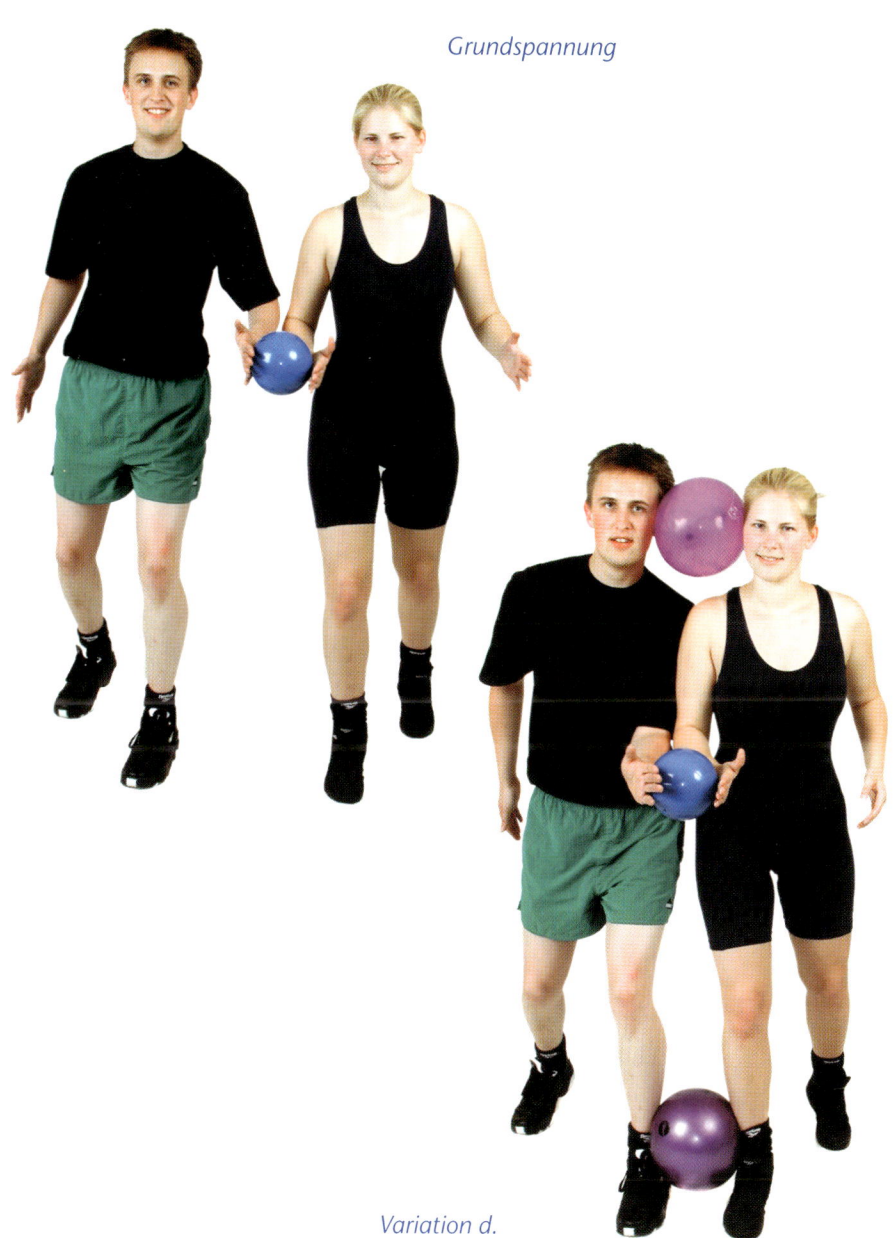

Grundspannung

Variation d.

102

AUSDAUERÜBUNG EINEM BALL IN DER GRUPPE

TRAININGSZIEL Ausdauerfähigkeit

BESCHREIBUNG

Ausgangsstellung: 4-5 Personen stellen sich in einen Innenstirnkreis mit mehreren Metern Abstand zueinander. Hinter jede Person stellen sich weitere 2-4 Personen mit gleicher Blickrichtung. Eine Person, die ganz vorn steht, hat einen Ball.

Übungsausführung: Werfen Sie den Ball eine Position nach rechts zur vordersten Person. Sie laufen zu der Schlange, wohin Sie den Ball geworfen haben und stellen sich hinten an.

HINWEISE

■ Vergewissern Sie sich, dass die Person, der Sie den Ball zuwerfen wollen, bereit ist, den Ball zu fangen.
■ Werfen Sie den Ball so, dass Ihr Partner ihn auch fangen kann.
■ Achten Sie beim Laufen auf nichtgefangene Bälle in Ihrer Laufbahn.

VARIATIONEN

a. Werfen Sie den Ball um eine Position nach rechts und laufen zwei Positionen nach rechts. Das heißt, Sie stellen sich bei der übernächsten Schlange hinten an.
b. Werfen Sie den Ball um eine Position nach rechts, aber laufen nach links um eine oder zwei Positionen.
c. Werfen Sie den Ball nach links und laufen nach rechts.
d. Bringen Sie einen zweiten Ball ins Spiel.
e. Nehmen Sie verschiedene Bälle. Wählen Sie verschiedene Arten, den Ball weiterzugeben. Prellen Sie einen Basketball, schießen Sie einen Fußball usw.

SCHWIERIGKEITSGRAD

leicht
mittel
schwer

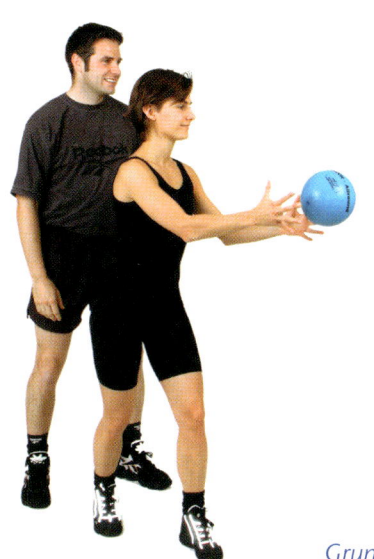

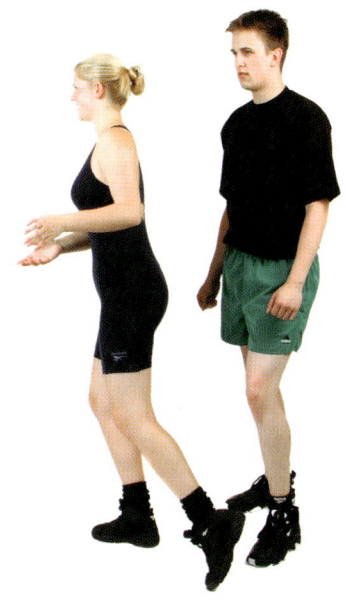

Grundübung

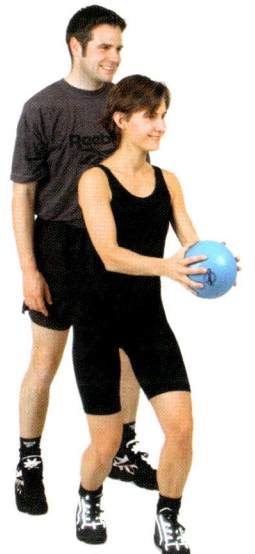

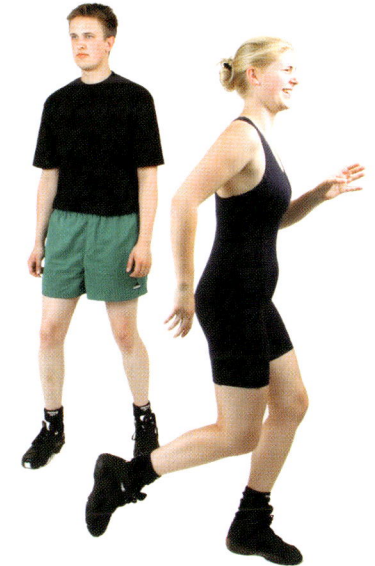

Variation b.

KOORDINATIONSÜBUNG MIT MEHREREN BÄLLEN IN DER GRUPPE

TRAININGSZIEL   Rhythmisierungsfähigkeit

BESCHREIBUNG

Ausgangsstellung: Teilen Sie sich in zwei Gruppen und stellen sich jeweils im Halbkreis auf. Jeder Mitspieler hat einen Ball.

Übungsausführung: Eine Gruppe verständigt sich auf einen Rhythmus, wie zum Beispiel 3 x kurz, 1 x Pause. Alle Gruppenmitglieder prellen den Ball im gleichen Rhythmus.

HINWEISE

■ Wählen Sie zunächst einen einfachen Rhythmus, variieren Sie später zwischen kurz und lang geprellten Bällen.

■ Wenn die andere Gruppe den Rhythmus erkennt, versucht sie, ihn nachzuprellen.

VARIATIONEN

a. Weiten Sie Ihre Formation aus. Legen Sie fest, wann der Ball mit der rechten und wann mit der linken Hand geprellt wird.

b. Fügen Sie Bewegungen hinzu, zum Beispiel eine Kniebeuge oder einen Ausfallschritt.

c. Machen Sie kleine Schritte oder Sprünge im Raum.

d. Versuchen Sie, gleichzeitig zum Prellen, mit den Füßen zu stampfen oder zu klatschen, dabei können Sie den Ball hochwerfen.

e. Prellen Sie mit jeder Hand einen Ball.

f. Die zweite Gruppe kann zum vorgegebenen Rhythmus einen anderen Rhythmus prellen.

SCHWIERIGKEITSGRAD

leicht
mittel
schwer

Grundübung

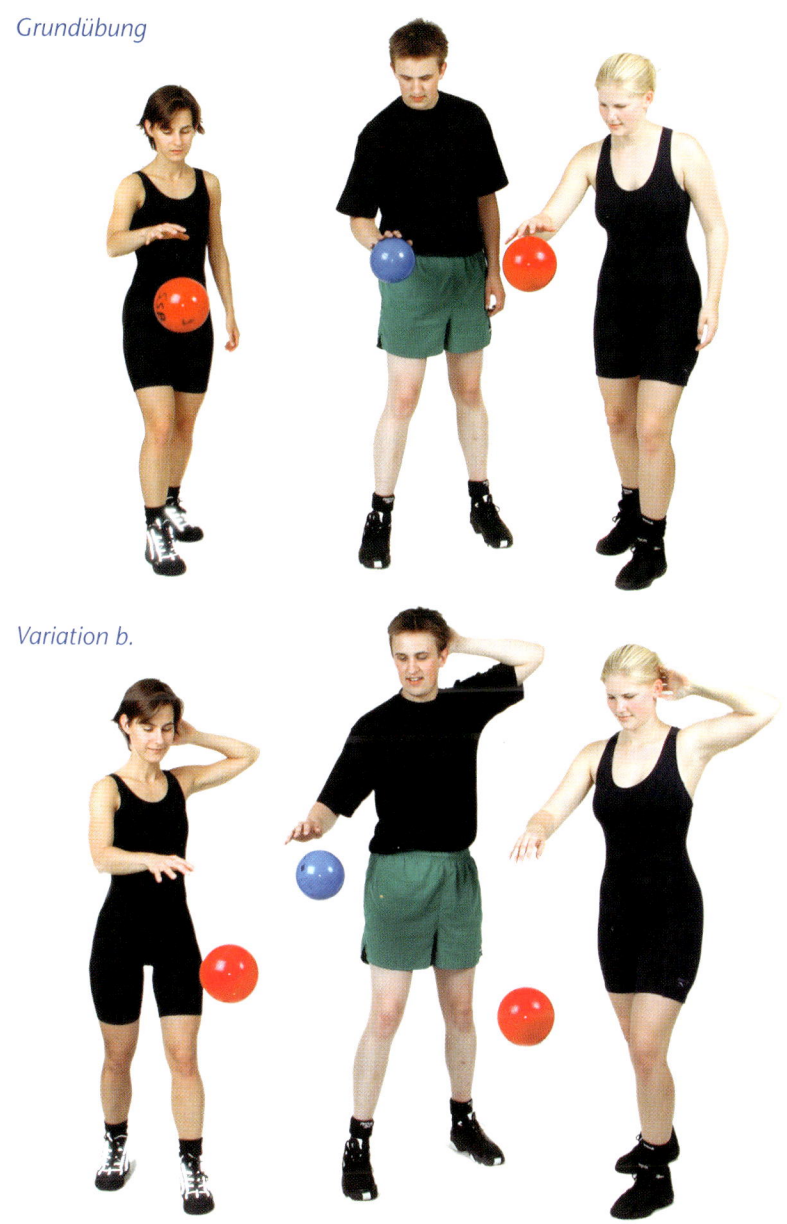

Variation b.

ÜBUNG MIT MEHREREN BÄLLEN IN DER GRUPPE

TRAININGSZIELE   Rhythmisierungsfähigkeit
Ausdauer

BESCHREIBUNG

Ausgangsstellung: Alle Teilnehmer stehen in einem Kreis.

Übungsausführung: Jeder prellt einen Ball vor sich. Wenn alle den gleichen Rhythmus gefunden haben, wird gezählt. Eins, zwei, drei, rechts. Bei rechts laufen alle Teilnehmer eine Position nach rechts. Der eigene Ball bleibt am Platz. Jeder versucht, mit dem neuen Ball sofort den Rhythmus weiterzuprellen.

HINWEISE

■ Prellen Sie den Ball beim letzten Mal, bevor Sie den Platz wechseln, nicht besonders stark oder schief.

■ Am Anfang ist es einfacher, wenn eine Person laut für alle zählt. Wenn die Gruppe gut eingespielt ist und die Bälle unter Kontrolle hat, kann auch jeder leise für sich selbst mitzählen. Der Kommandogeber wechselt dann durch.

VARIATIONEN

a. Es kann auch das Kommando links gegeben werden.

b. Es können andere Wörter für *rechts* und *links* verwendet werden, wie *schwarz* und *weiß* oder/und *heiß* und *kalt*.

c. Alle Mitspieler bleiben am Platz. Auf Kommando werden die Bälle nach rechts oder links weitergeprellt.

d. Das Kommando kann erweitert werden, zum Beispiel *zwei rechts*, dann müssen alle Mitspieler um zwei Positionen nach rechts laufen.

SCHWIERIGKEITSGRAD

leicht
mittel
schwer

Grundübung

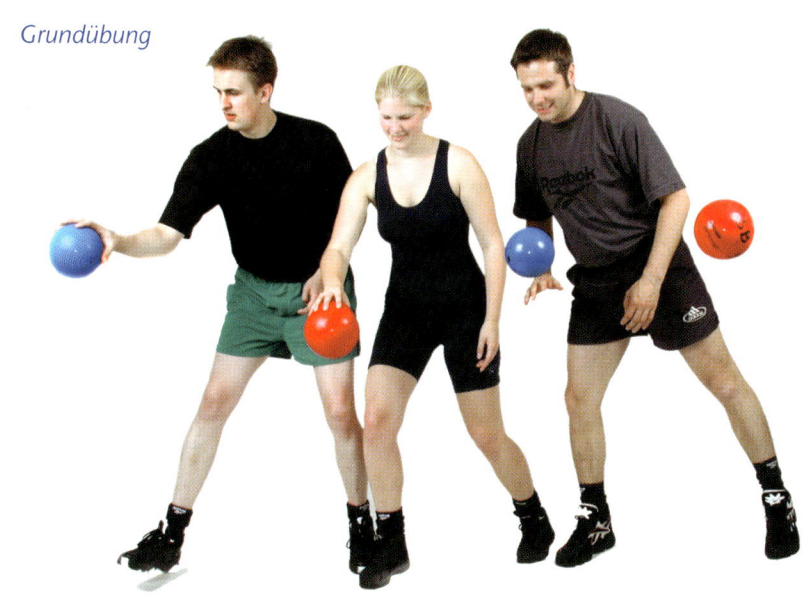

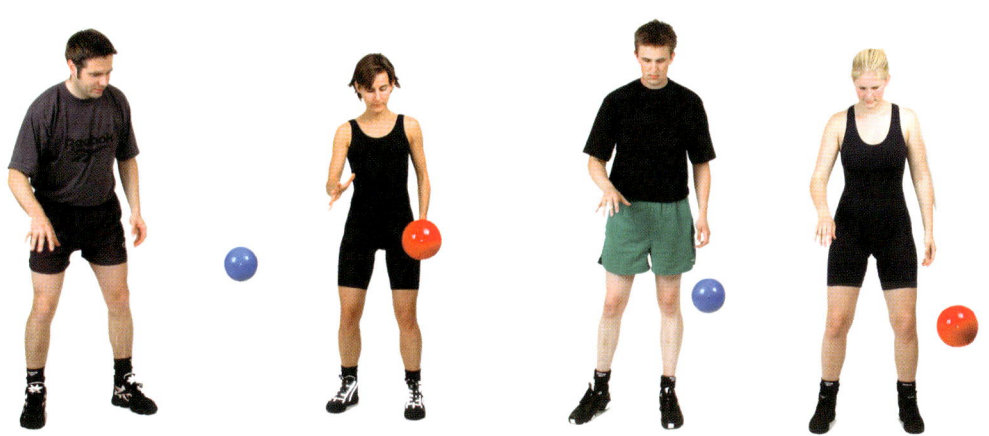

Variation c.

105

KOORDINATIONSÜBUNG MIT EINEM/MEHREREN BALL/ BÄLLEN IN DER GRUPPE

TRAININGSZIEL Rhythmisierungsfähigkeit

BESCHREIBUNG

Ausgangsstellung: Alle Mitspieler stehen in einem Kreis. Es sollte eine ungerade Anzahl an Mitspielern sein.

Übungsausführung: Ein Mitspieler wirft einen Ball zu seinem links von der Hälfte stehenden Mitspieler (siehe Skizze). Der wiederum wirft den Ball zum linken Nachbarn des Werfers, von dem er gerade den Ball bekommen hat usw. Der Ball kommt schließlich wieder beim ersten Werfer an. Nach dieser Proberunde werden in einigem Abstand mehrere Bälle in Umlauf geschickt.

HINWEISE

- Jeder Mitspieler braucht sich nur auf zwei Personen in der Runde zu konzentrieren: die Person, von der er den nächsten Ball zugeworfen bekommt und den linken Nachbarn davon, der er den Ball zuwirft.
- Sollten sich die Bälle in der Luft treffen und das Spiel durcheinander bringen, so halten alle Mitspieler ihren Ball kurz fest, bis alle Bälle aufgehoben wurden.

VARIATIONEN

a. Es können unterschiedliche Bälle im Spiel sein.
b. Unterschiedliche Bälle können unterschiedlich weitergegeben werden (direkt, Bodenpass, zuschießen, ...)
c. Ein andersfarbiger Ball wird genau entgegengesetzt geworfen. Achtung, bei einem Mitspieler müssen sich die Bälle treffen.
d. Die Wurfgeschwindigkeit wird erhöht.

SCHWIERIGKEITSGRAD

leicht
mittel
schwer

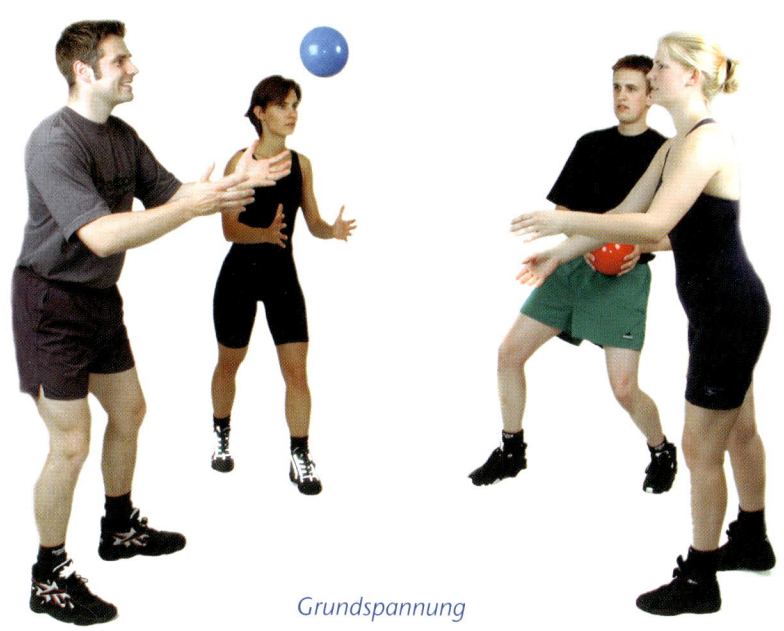

Grundspannung

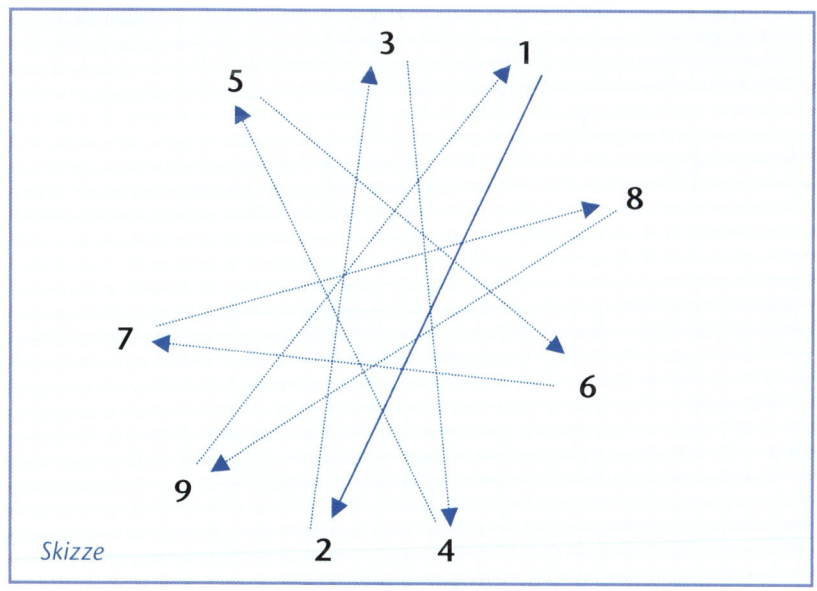

Skizze

VII Der Hitmix – variationsreiche Kombinationen mehrerer Geräte

1 Bewegungsgeschichten

106 BEWEGUNGSGESCHICHTE MIT EINEM REIFEN

BESCHREIBUNG

So viele Reifen wie Mitspieler liegen verteilt im Raum und symbolisieren Wasserpfützen. Wir laufen um die Pfützen herum. Wir werden mutiger und springen über die Pfützen hinweg. Wir balancieren um die Pfützen herum und winken uns dabei zu, damit uns auch alle sehen. Um zu testen, wie tief das Wasser ist, halten wir überall einmal unseren Fuß hinein. Wir stellen fest, dass das Wasser gar nicht tief ist, wir können auf verschiedene Arten durch die Pfützen hüpfen (auf einem bzw. beiden Beinen landen oder abspringen). Vom vielen Hüpfen sind die Pfützen ganz ausgetrocknet. Wir finden im Schlamm versteckt einen Reifen. Wir zwirbeln den Reifen auf der Stelle, damit der restliche Schlamm abfällt. Jeder ist für alle Reifen verantwortlich und muss aufpassen, dass kein Reifen hinfällt und wieder dreckig wird. Wir nehmen uns einen Reifen und rollen ihn nach Hause.

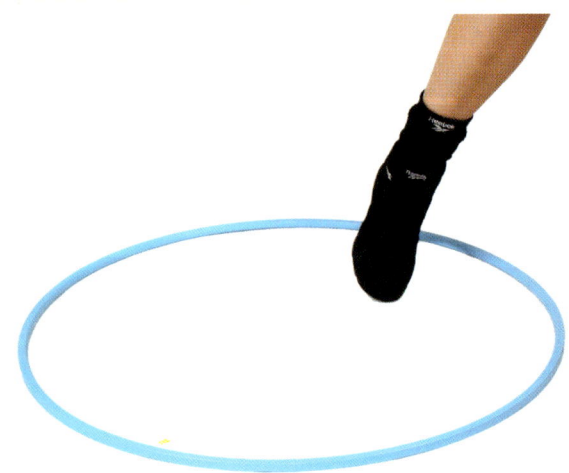

107

BEWEGUNGSGESCHICHTE MIT SEILEN

BESCHREIBUNG

I*m wilden Westen*: Jeder Mitspieler läuft mit einem Seil durch die Halle und schwingt es in verschiedenen Formen, um Lassowerfen zu üben. Versuchen Sie, ein *Pferd* einzufangen und reiten Sie dann mit der *Kutsche*, indem einem Mitspieler das Seil um die Hüfte gelegt wird. Der andere hält die Seilenden als Zügel fest und steuert sein *Pferd* in die richtige Richtung. Nach einiger Zeit müssen sich die *Pferde* erholen, die Plätze werden getauscht.

Ein reißender *Fluss* kann nur über einen sehr schmalen Steg im Balancieren überwunden werden. Dazu wird Fuß für Fuß über das am Boden liegende Seil balanciert. Auf der anderen Seite gibt es zahlreiche *Schlangen*. Mit den Füßen wird das Seil in unterschiedliche Schlangenformen gelegt. Ein *Schlangenbiss* in den Fuß muss verbunden werden. Dazu die Schuhe ausziehen und mit dem einen Fuß das Seil um den anderen Fuß wickeln. Bevor es nun weitergeht, können die Schuhe wieder angezogen werden.

Sie werden hungrig, *Büffelschwänze* sollen besonders gut schmecken. Jeder Mitspieler steckt sich sein Seil hinten in die Hose. Nun versuchen alle, ihr eigenes Seil zu schützen und gleichzeitig einem anderen das Seil aus der Hose zu ziehen. Gefangene Seile werden in die Hose gesteckt, jeder darf jedem immer nur ein Seil abnehmen.

Die *Indianer* kommen. Mitspieler mit Seilen dürfen nun Mitspieler ohne Seil fesseln, indem sie ihr(e) Seil(e) mehrfach um den Körper des anderen wickeln. In Gruppen zu viert laufen nun alle um den *Marterpfahl*, indem die Mitspieler die Seilmitten verknoten und die beide Seilenden sternförmig außen fassen und somit im Kreis laufen können.

Zur weiteren Tortur muss über das Seil gesprungen werden. Ein Mitspieler dreht das Seil vom Platz aus dicht über den Boden, der andere überspringt jeweils das ankommende Seil. Doch nur dem Stärkeren von beiden wird die Freiheit geschenkt. Im Tauziehen mit dem Partner wird die Kraft gemessen.

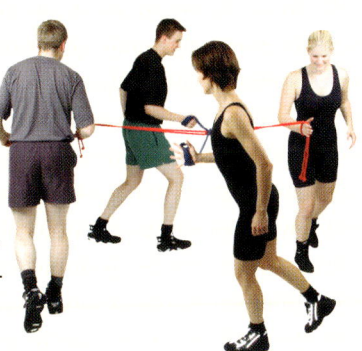

108 BEWEGUNGSGESCHICHTE MIT EINEM SÄCKCHEN

BESCHREIBUNG

Wir sind alle *Spione*, die ein kostbares *Forschungsobjekt* stehlen wollen. Damit kein Alarm ausgelöst wird, darf sich der Gegenstand nicht in seiner Lage im Raum verändern (die Oberseite muss immer oben bleiben) oder gar herunterfallen. Alle legen sich das Säckchen flach auf den Handrücken und balancieren es durch den Raum.

Die ersten *Wachposten*, an denen wir vorbeikommen, sind so klein, dass wir das Säckchen einfach auf unseren Kopf legen, um es zu verstecken. Wir nicken den *Wachposten* freundlich zu, ohne dass das Säckchen herunterfällt.

Als Nächstes müssen wir die *Überwachungskameras* passieren. Diese können unser Forschungsobjekt nur erkennen, wenn es in Ruhe ist. Wir legen das Säckchen flach auf unsere nach oben zeigenden Fingerspitzen und drehen es so, dass die Oberseite immer oben bleibt.

Als letzte Hürde müssen wir das Säckchen so über mehrere *Laserstrahlen* werfen, dass sich das Säckchen nicht im Flug umdreht. Wir laufen mit dem Säckchen schnell nach Hause. Dort legen wir uns das Säckchen auf die Schulter und klopfen uns, voll Anerkennung über die gelungene Aktion, gegenseitig von oben auf die Schulter, auf der das Säckchen liegt.

BEWEGUNGSGESCHICHTE MIT EINEM BALL

BESCHREIBUNG

Es ist ein schöner Tag. Draußen scheint die Sonne und alle gehen spazieren. Wenn wir auf andere Leute treffen, tauschen wir als Begrüßung unseren Ball, indem wir ihn unserem Mitspieler über einen Bodenpass zuprellen.

Wir setzen unseren Weg fort und kommen an eine schmale *Hängebrücke*. Wir können sie nur überqueren, wenn wir alle dicht hintereinander gehen, den Ball zwischen uns und unserem Vordermann einklemmen, damit wir die Arme frei haben und uns am Geländer festhalten können.

Wir gelangen in das Land der *Kobolde*, die versuchen, uns den Ball abzunehmen. Wir versuchen, den Ball zu retten, indem wir ihn schnell den anderen Mitspielern direkt zuspielen. Aber plötzlich werden wir selbst zu *Kobolden*. Wir schützen unseren Ball beim Prellen und versuchen gleichzeitig, den Ball der anderen Mitspieler wegzuprellen.

Wir freuen uns, dass wir unseren Ball gerettet haben und werfen ihn vor Freude in die Höhe und fangen ihn wieder auf.

Wieder zu Hause angekommen, rollen wir den Ball so in seine Ecke, dass der Ball ohne oder nach dem Abprallen von der Wand möglichst dicht in einer Ecke liegen bleibt. Alle Mitspieler rollen ihren Ball gleichzeitig in die Ecke.

2 Übungen mit dem Reifen und dem Gymnastikball

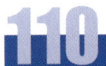
ÜBUNG MIT EINEM REIFEN UND EINEM GYMNASTIKBALL

BESCHREIBUNG

Experimentieren: Probieren Sie aus, welche Bewegungen mit den beiden Geräten möglich sind. Stellen Sie sich eigene Aufgaben und versuchen Sie, Bewegungslösungen dafür zu finden. Zeigen Sie anderen Ihre Bewegungsmöglichkeiten, so, wie Sie durch Beobachtung der anderen für Ihre Bewegungsvielfalt profitieren können.

ÜBUNG MIT EINEM REIFEN UND EINEM GYMNASTIKBALL

BESCHREIBUNG

Rollen Sie mit Ihren Füßen den Ball über den Rand des liegenden Reifens. Wechseln Sie auch den Fuß.

VARIATION

a. Rollen Sie den Ball mit den Händen oder den Ellbogen über den Reifenrand. Verwenden Sie zum Rollen andere Geräte, wie zum Beispiel eine Keule.

112 ÜBUNG MIT EINEM REIFEN UND EINEM GYMNASTIKBALL

BESCHREIBUNG

Rollen Sie mit dem Reifen den Ball über den Boden.

VARIATIONEN

a. Variieren Sie die Richtungen. Rollen Sie den Ball auch seitwärts durch Drehen des Reifens über den Ball.

b. In der Gruppe: Rollen Sie mit dem Reifen den Ball auf sehr engem Raum. Rollen Sie den Ball durch einen aufgebauten Parcours.

c. Mit einem Partner: Rollen Sie sich den Ball zu.

d. Prellen Sie den Ball mit dem Reifen.

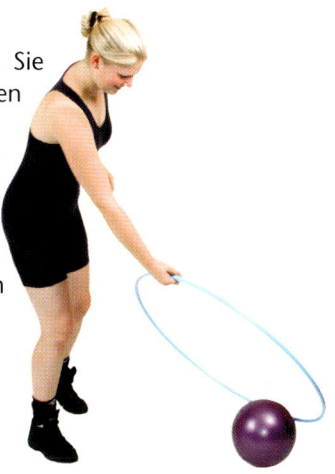

113 ÜBUNG MIT EINEM REIFEN UND EINEM GYMNASTIKBALL

BESCHREIBUNG

Zahnräder: Drehen Sie den Reifen über den Ball. Der Ball rollt dadurch im Kreis unter dem Reifenrand.

ÜBUNG MIT EINEM REIFEN UND EINEM GYMNASTIKBALL

BESCHREIBUNG

Fliegender Wechsel: Werfen Sie Ball und Reifen gleichzeitig ab und fangen Sie beide Geräte wieder mit der jeweils anderen Hand auf. Versuchen Sie dabei, den Ball durch den Reifen zu werfen.

VARIATION

a. Prellen Sie den Ball durch den am Boden stehenden Reifen. Wechseln Sie die Handhaltungen an den Geräten, sodass Sie den zurückprellenden Ball mit der anderen Hand wieder auffangen.

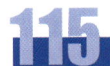

ÜBUNG MIT EINEM REIFEN UND EINEM GYMNASTIKBALL

BESCHREIBUNG

Kreise zeichnen: Prellen Sie den Ball am Boden auf. Führen Sie nun den Reifen in Kreisen um den springenden Ball. Wie oft umkreisen Sie den Ball, bevor er am Boden liegen bleibt?

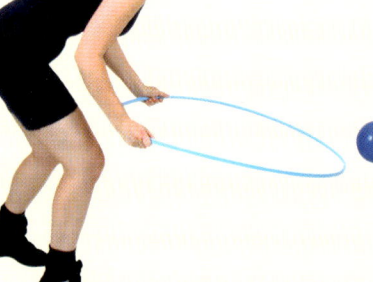

116 ÜBUNG MIT EINEM REIFEN UND EINEM GYMNASTIKBALL

BESCHREIBUNG

Beidhänder: Bewegen Sie sich im Raum. Rollen Sie den Reifen mit der einen Hand, während Sie mit der anderen Hand den Ball prellen. Wechseln Sie auch die Seite.

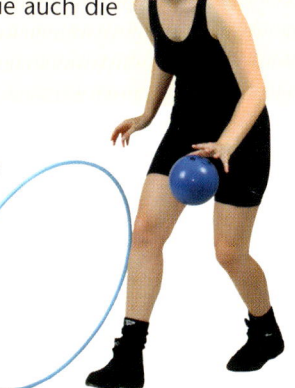

VARIATIONEN

a. Rollen und prellen Sie sich die Geräte mit einem Partner gegenseitig zu.
b. Werfen und fangen Sie die Geräte gemeinsam mit einem Partner.

117 ÜBUNG MIT EINEM REIFEN UND EINEM GYMNASTIKBALL MIT EINEM PARTNER

BESCHREIBUNG

Rollenden Sie den Reifen nach vorne. Sie und Ihr Partner laufen neben dem rollenden Reifen her. Prellen Sie sich gegenseitig den Ball durch den rollenden Reifen zu.

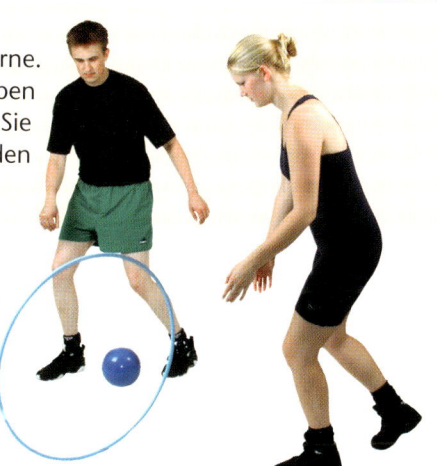

VARIATION

a. Probieren Sie diese Übung alleine ohne Partner aus.

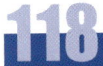

ÜBUNG MIT EINEM REIFEN, ZWEI GYMNASTIKBÄLLEN UND EINEM PARTNER

BESCHREIBUNG

Prellen Sie sich mit Ihrem Partner die Bälle durch einen am Boden liegenden Reifen zu. Beginnen Sie mit einem Ball. Nehmen Sie später den zweiten Ball dazu.

VARIATIONEN

a. Legen Sie einen zweiten Reifen auf den Boden – hintereinander oder nebeneinander. Legen Sie mit Ihrem Partner selbst Regeln zum Zuprellen fest.

b. *Prelltennis*: Spielen Sie sich den Ball direkt (ohne Fangen) mit der Faust zu.

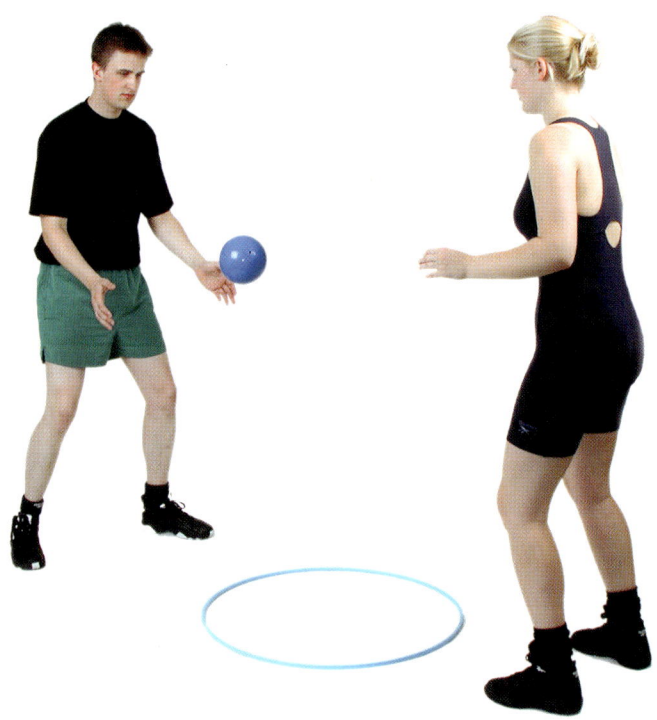

119

ÜBUNG MIT EINEM REIFEN UND ZWEI GYMNASTIKBÄLLEN IN DER GRUPPE

BESCHREIBUNG

Werfen Sie sich die Bälle durch den senkrechten Reifen mit Ihrem Partner zu.

VARIATIONEN

a. Halten Sie den Reifen in verschiedenen Höhen, legen Sie ihn auf den Boden.
b. Halten Sie den Reifen waagerecht. Die durchgeworfenen Bälle müssen zunächst aufprellen, bevor Sie sie fangen können.
c. Werfen Sie sich die Bälle beliebig zu. Versuchen Sie, mit dem Reifen die fliegenden Bälle einzufangen.

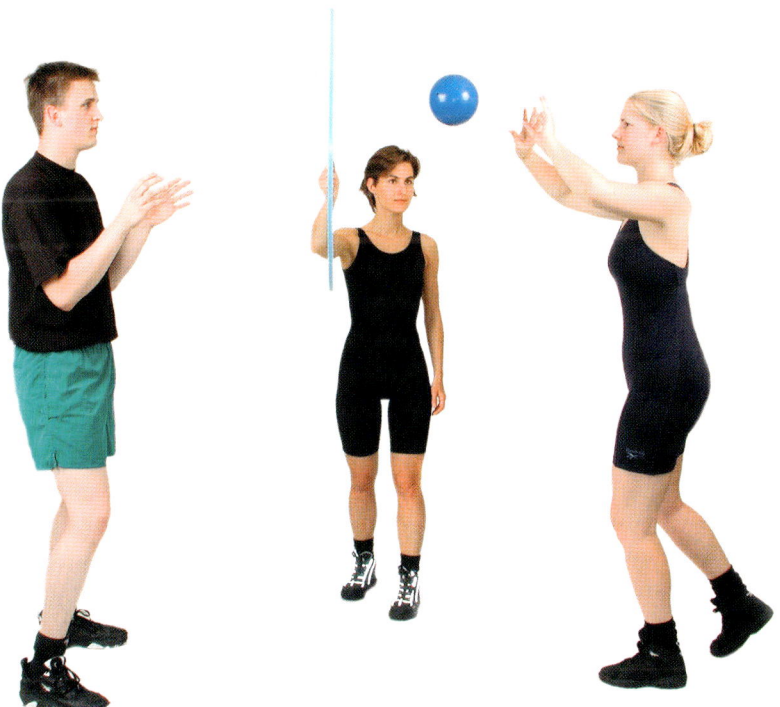

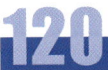

ÜBUNG MIT MEHREREN REIFEN UND VERSCHIEDENEN GERÄTEN IN DER GRUPPE

BESCHREIBUNG

Überraschungseier: Die Reifen liegen am Boden. In ihnen liegen verschiedene Kleingeräte (Bälle, Säckchen, Seile, Therabänder u. Ä.) oder auch andere Materialien (Papier, Korken, Löffel, Bierdeckel u. Ä.). Jedes Gerät ist mit einem Tuch abgedeckt.

Memory: Während Musik läuft, bewegen Sie sich frei umher und schauen unter die Tücher. Merken Sie sich die einzelnen Gegenstände möglichst genau in Art, Form und Farbe. Beim Musikstopp notieren Sie die Begriffe, die Sie sich merken konnten, auf einem Blatt Papier. Wer hat das beste Gedächtnis?

VARIATION

a. *Übungen ausdenken*: Während der Musik laufen Sie in verschiedenen Fortbewegungsformen um die Reifen herum. Bei Musikstopp suchen Sie sich einen Reifen und decken das dort liegende Gerät auf. Denken Sie sich mit dem Gerät eine dynamische Übung aus. Führen Sie diese so lange durch, bis die Musik erneut beginnt.

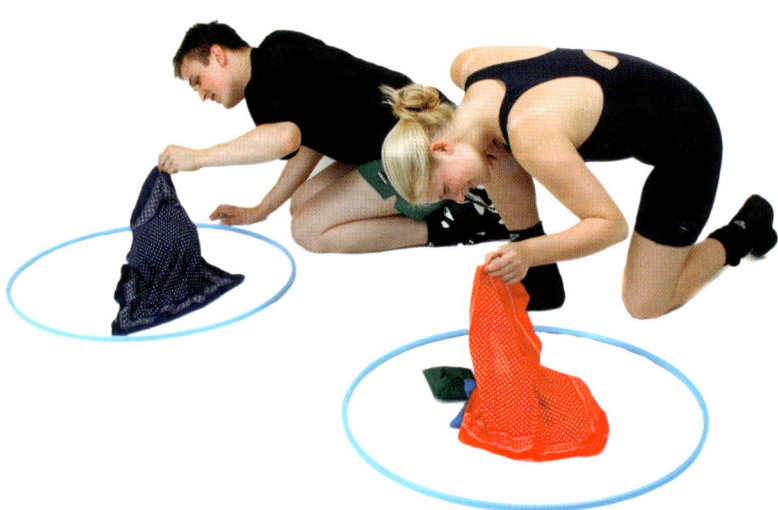

3   Übungen mit dem Seil und dem Säckchen

121 | ÜBUNG MIT EINEM SEIL UND EINEM SÄCKCHEN MIT EINEM PARTNER

BESCHREIBUNG

Das Lot fällen: Stellen Sie sich aufrecht und aktiv hin, wie mit der Grundhaltung *Stehen* beschrieben. Ihr Partner kontrolliert und korrigiert gegebenenfalls Ihre Haltung, indem er ein Säckchen an ein Seil bindet und seitlich neben Ihren Körper hält. Das *Lot* sollte im günstigsten Fall durch die Körperstellen Ohrmitte, Schultermitte, Beckenmitte und Fußmitte laufen. Ihre Knie bleiben dabei leicht gebeugt.

HINWEISE

- Versuchen Sie, trotz Ihrer Bemühungen, sich aufrecht und möglichst ideal zu halten, entspannt und gelöst zu stehen. Atmen Sie gleichmäßig weiter.
- Schieben Sie vor allem Ihren Hinterkopf nach oben und spüren Sie nach, wie sich Ihr gesamter Körper aufrichtet und streckt.
- Finden Sie neben einer vermeintlich idealen Haltung vor allem Ihre individuelle und persönlich angenehme Haltung.

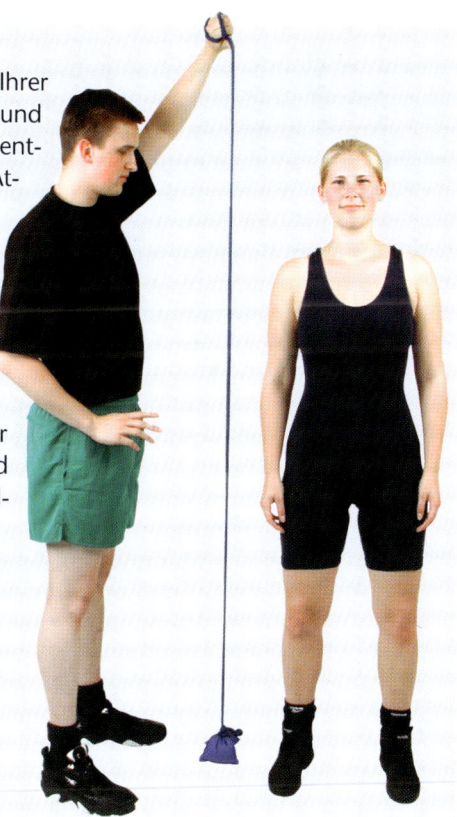

122   ÜBUNG MIT EINEM SEIL UND EINEM SÄCKCHEN

BESCHREIBUNG

Pendel- und Kreisschwünge: Knoten Sie ein Säckchen an ein Seil. Führen Sie verschiedene Schwungformen durch, wie zum Beispiel:

• Schwünge links und rechts neben dem Körper.
• Schwünge frontal vor dem Körper mit und ohne Handwechsel.
• Schwünge über oder auch hinter dem Kopf.

Nehmen Sie Ihren gesamten Körper mit. Beugen und strecken Sie Fuß-, Knie- und Hüftgelenke, bleiben Sie locker im Schultergelenk. Versuchen Sie, das Seil beim Schwingen immer gespannt zu lassen, damit es nicht schlingert.

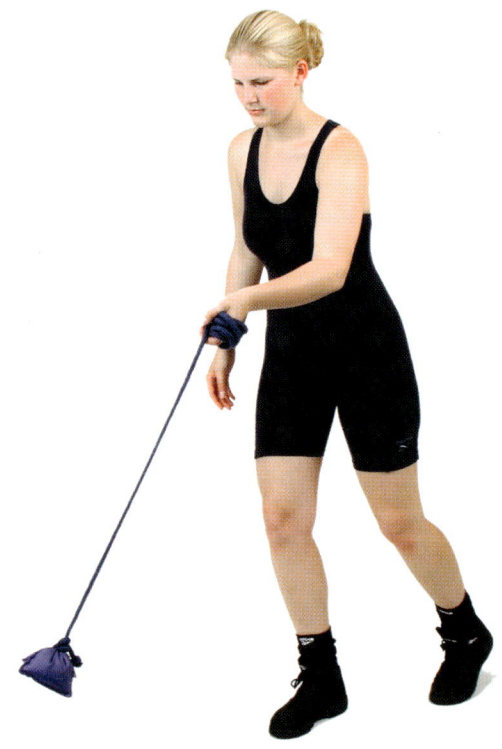

123 ÜBUNG MIT MEHREREN SEILEN UND SÄCKCHEN IN DER GRUPPE

BESCHREIBUNG

Spalierstehen: Sie stehen sich in der Gruppe versetzt gegenüber. Schwingen Sie Ihr Seil und Säckchen in Pendelschwüngen seitlich neben dem Körper vor und zurück.

Ein Mitspieler versucht nun, ohne von einem Pendel getroffen zu werden, durch das Spalier zu laufen.

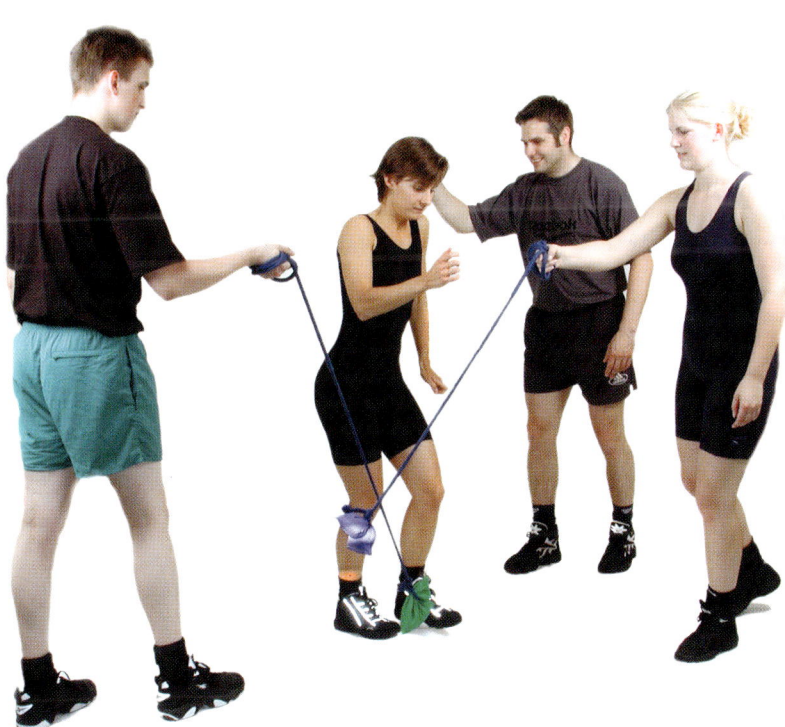

4 Übung mit dem Reifen und dem Säckchen

124 ÜBUNG MIT EINEM REIFEN UND EINEM SÄCKCHEN

BESCHREIBUNG
Legen Sie mehrere Säckchen in den Reifen und stellen sich selbst barfuß mit hinein. Greifen Sie das Säckchen mit den Zehen und legen Sie es außerhalb des Reifens ab.

HINWEISE
- Wechseln Sie die Füße ab.
- Beachten Sie die Grundstellung *Stehen*. Spannen Sie die gesamte Rumpfmuskulatur an.
- Strecken Sie die Arme zur Seite aus, um ein besseres Gleichgewicht zu haben.

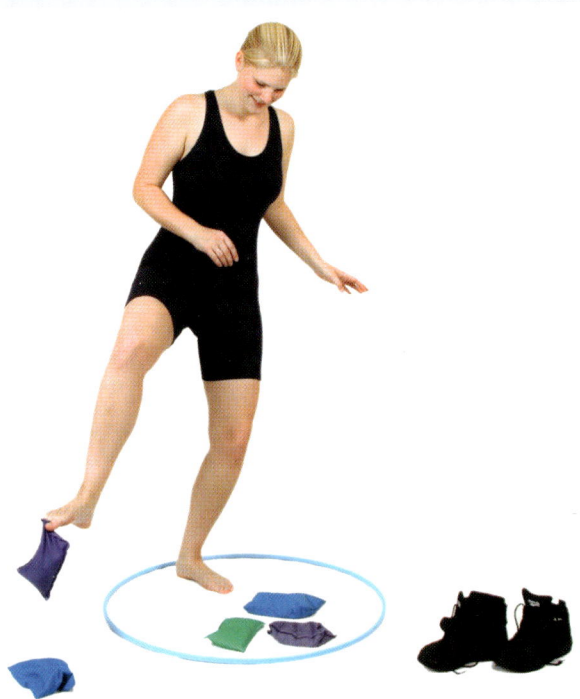

5 Übung mit dem Reifen und dem Luftballon

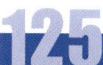 **ÜBUNG MIT MEHREREN REIFEN UND LUFTBALLONS IN DER GRUPPE**

BESCHREIBUNG

Die Hälfte der Mitspieler steht in einem großen Kreis und hält jeweils einen Reifen senkrecht in die Luft. Die anderen Mitspieler schlagen jeweils einen Luftballon vor sich her und versuchen, ihren Luftballon durch die Reifen zu schlagen.

VARIATIONEN

a. Die Reifen können in verschiedenen Höhen gehalten werden.
b. Die Mitspieler können die Reifen langsam bewegen.
c. Die Mitspieler, die die Reifen halten, bewegen sich in die gleiche Richtung wie die Luftballontreiber.
d. Die Mitspieler mit dem Luftballon stehen am Platz und versuchen, ihren Luftballon in der Luft zu halten. Die Mitspieler mit den Reifen bewegen sich im Raum und versuchen, ihren Reifen über den Luftballon zu ziehen. Dabei sollte ein kooperatives Miteinander entstehen.

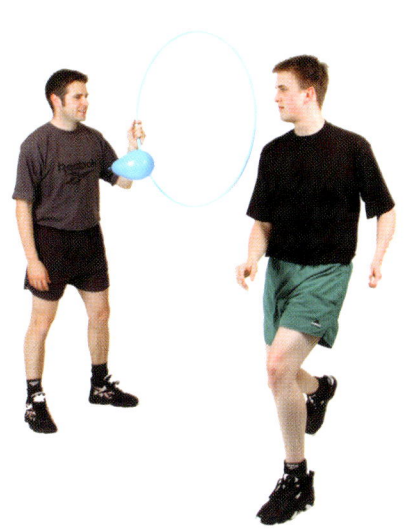
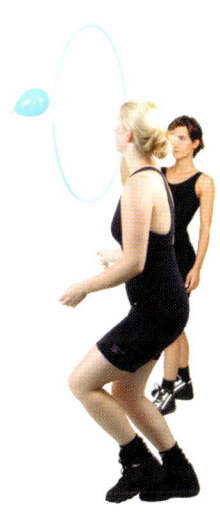

VIII Die Kurzprogramme – Beispiele zur Stundenplanung

1 Überblick zum Training mit dem Reifen

Aufwärmen

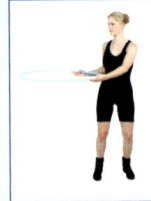 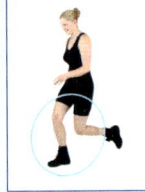 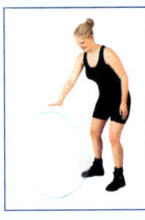 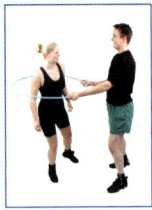 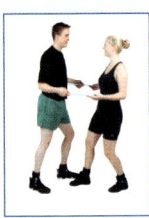

Ü. 9/S. 43   Ü. 10/S. 44   Ü. 12/S. 45   Ü. 16/S. 47   Ü. 18/S. 48

Kräftigungsübungen

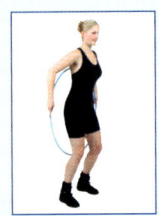 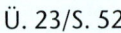 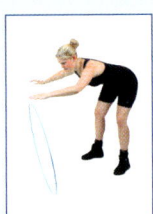 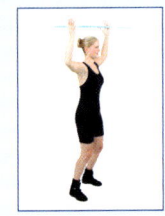

Ü. 23/S. 52   Ü. 24/S. 53   Ü. 26/S. 56

Beweglichkeitsübungen

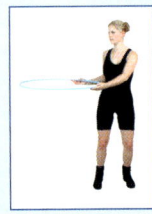 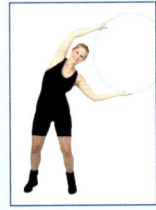 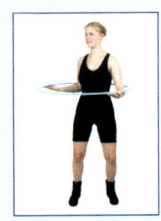

Ü. 29/S. 59   Ü. 30/S. 60   Ü. 31/S. 61

Übungen zu zweit oder in der Gruppe

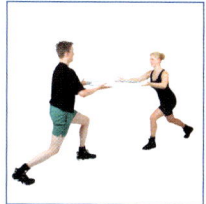

Ü. 32/S. 62

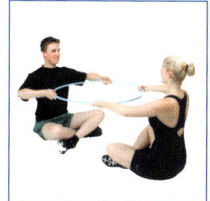

Ü. 36/S. 66

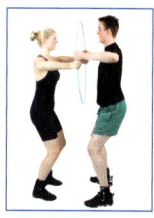

Ü. 39/S. 70

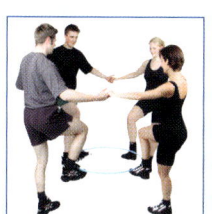

Ü. 40/S. 71

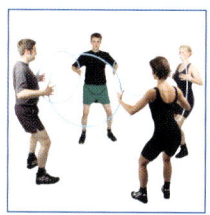

Ü. 41/S. 72

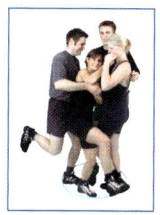

Ü. 46/S. 77

2 Überblick zum Training mit dem Seil

Aufwärmen

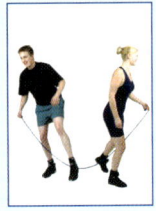 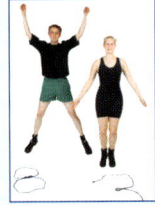 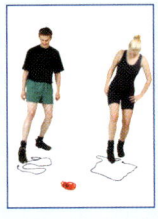 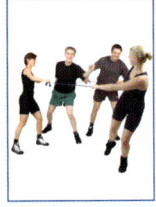 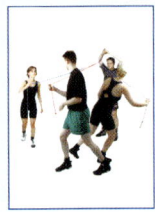

Ü. 48/S. 80   Ü. 49/S. 81   Ü. 50/S. 81   Ü. 51/S. 82   Ü. 52/S. 82

Kräftigungsübungen

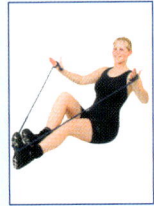 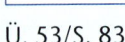 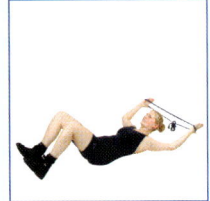 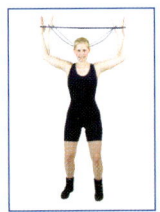 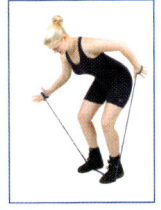

Ü. 53/S. 83   Ü. 54/S. 84   Ü. 55/S. 85   Ü. 56/S. 86

Übungen zu zweit oder in der Gruppe

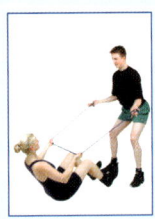 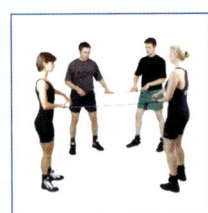

Ü. 57/S. 88   Ü. 58/S. 89

Übungen mit dem Seil und dem Säckchen

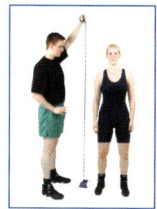

Ü.121/S.173

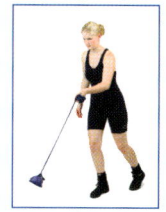

Ü. 122/S. 174

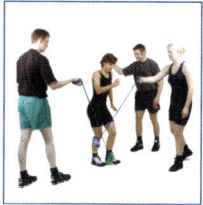

Ü. 123/S. 175

Eine Bewegungsgeschichte

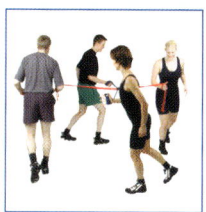

Ü. 107/S. 163

3 Überblick zum Training mit dem Säckchen

Aufwärmen

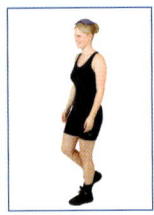

Ü. 60/S. 92

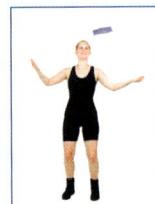

Ü. 61/S. 94

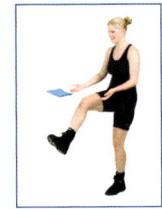

Ü. 63/S. 96

Kräftigungsübungen

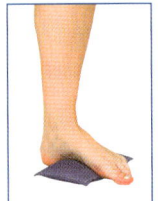

Ü. 65/S. 98

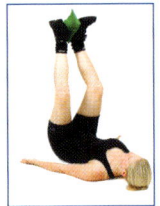

Ü. 68/S. 102

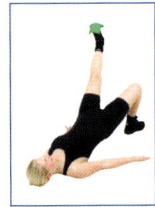

Ü. 69/S. 104

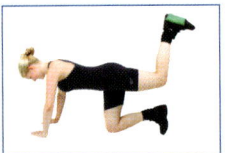

Ü. 70/S. 105

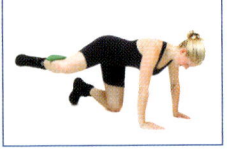

Ü. 71/S. 106

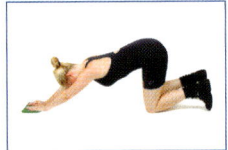

Ü. 72/S. 107

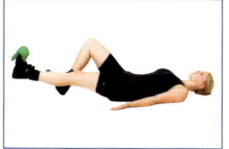

Ü. 75/S. 111

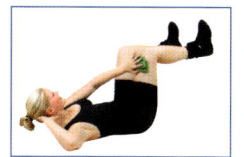

Ü. 76/S. 112

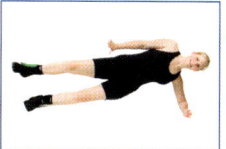

Ü. 79/S. 116

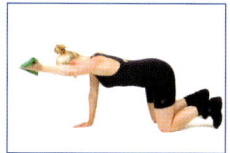

Ü. 81/S. 120

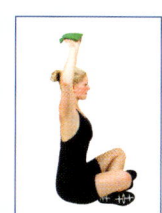

Ü. 82/S. 122

Koordinationsübungen

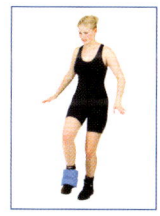

Ü. 86/S. 126

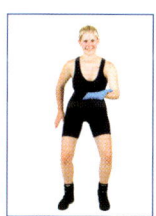

Ü. 87/S. 128

Übungen zu zweit oder in der Gruppe

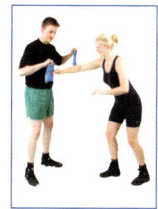

Ü. 88/S. 130

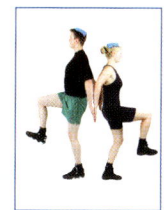

Ü. 89/S. 131

4 Überblick zum Training mit dem Gymnastikball

Aufwärmen

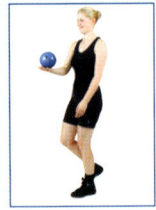

Ü. 90/S. 133

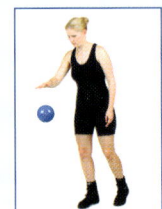

Ü. 91/S. 134

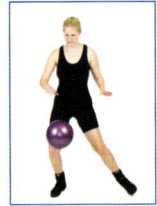

Ü. 91d/S. 134

Kräftigungsübungen

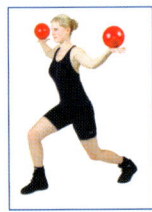

Ü. 92/S. 136

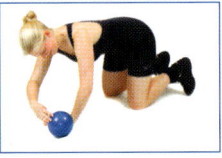

Ü. 93/S. 138

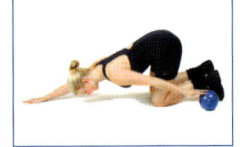

Ü. 93c/S. 138

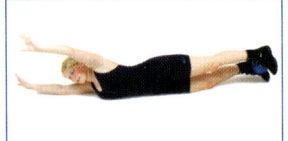

Ü. 94/S. 140

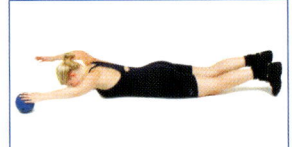

Ü. 95/S. 141

Koordinationsübungen

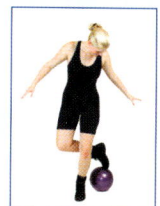

Ü. 96a/S. 142

Übungen zu zweit oder in der Gruppe

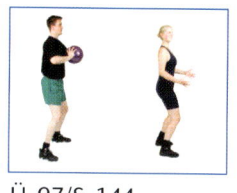

Ü. 97/S. 144

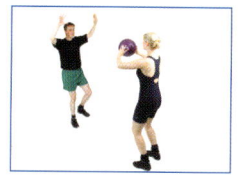

Ü. 98a+b/S. 146

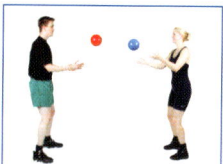

Ü. 99/S. 148

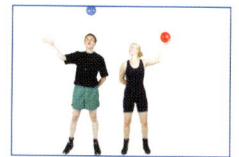

Ü. 100/S. 150

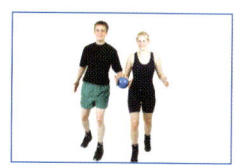

Ü. 101/S. 152

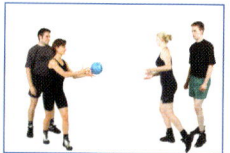

Ü. 102/S. 154

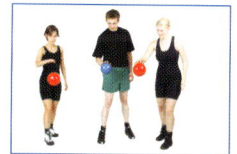

Ü. 103/S. 156

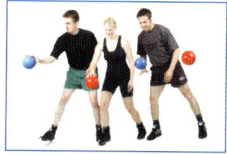

Ü. 104/S. 158

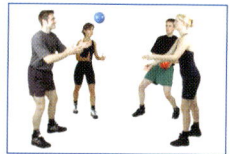

Ü. 105/S. 160

IX Die Entspannungsübungen – sich zum Schluss etwas Gutes tun

126
ENTSPANNUNGSÜBUNG

BESCHREIBUNG

Legen Sie sich auf den Rücken. Machen Sie es sich so bequem wie möglich. Legen Sie sich eventuell ein Kissen unter die Halswirbelsäule, damit sich das Kinn dem Brustbein annähert. Wenn es Ihnen mit lang ausgestreckten Beinen in der Lendenwirbelsäule unangenehm ist, legen Sie sich eine zusammenge-rollte Decke unter die Knie. Suchen Sie sich eine weiche Unterlage und achten Sie darauf, dass Ihnen angenehm warm ist. Legen Sie alles ab, was die Ent-spannung stören könnte, wie Brille, Schuhe oder Ihre Uhr. Schließen Sie die Augen. Legen Sie sich ein Säckchen auf den unteren Bauch. Spüren Sie, ob Sie in den Brust- oder Bauchraum atmen. Beobachten Sie, wie häufig Sie atmen. Nehmen Sie wahr, ob Sie eine flache oder eine tiefe Atmung haben. Atmen Sie normal ein. Lassen Sie die Atmung von allein umkippen und atmen Sie tief und langsam aus. Machen Sie eine kurze Atempause, so lange, wie es Ihnen angenehm ist. Die Bauchatmung ist die Entspannungsatmung. Spüren Sie, wie sich das Säckchen beim Einatmen hebt und beim Ausatmen wieder senkt.

HINWEISE

■ Beobachten Sie Ihre Atmung mehrere Minuten. Spüren Sie, wie sich die Entspannung langsam in Ihrem Körper ausbreitet.

■ Zwingen Sie sich nicht, auf eine bestimmte Art zu atmen. Brechen Sie die Übung ab, wenn Ihnen schwindelig wird.

■ Wenn Sie im Einklang mit Ihrer Atmung sind, gelingt Ihnen auch sehr einfach eine Übertragung Ihrer Ruhe auf Ihre Seele.

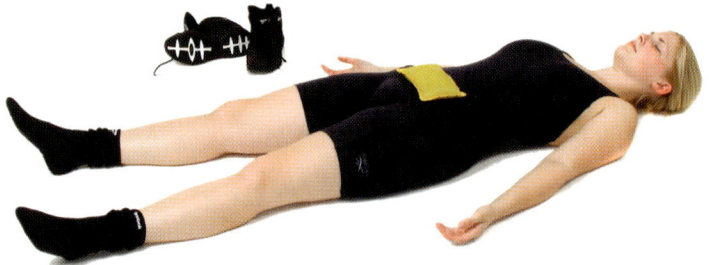

ENTSPANNUNGSÜBUNG

BESCHREIBUNG

Legen Sie sich auf den Rücken. Machen Sie es sich so bequem wie möglich (siehe vorherige Entspannungsübung).

Ihr Partner streicht Ihren Körper mehrere Male von oben nach unten aus. Stellen Sie sich vor, dass damit Ihr Alltagsstress von Ihnen abfällt. Ihr Partner legt nach und nach fünf Säckchen von oben auf Ihren Körper. Die Säckchen sollen langsam in beliebiger Reihenfolge an eine andere Stelle Ihres Körpers gelegt werden. Spüren Sie die angenehme Schwere der Säckchen. An jeder Stelle, wo ein Säckchen aufliegt, löst sich die Anspannung und es entsteht eine angenehme Wärme.

HINWEISE

■ Vertrauen Sie Ihrem Partner und lassen Sie sich auf die Übung ein.
■ Sie haben jederzeit Kontrolle über die Übung. Wenn Ihnen ein Säckchen unangenehm erscheint, entfernen Sie es einfach.
■ Platzieren Sie die Säckchen so, dass sie nicht herunterrutschen oder die Atmung behindern.

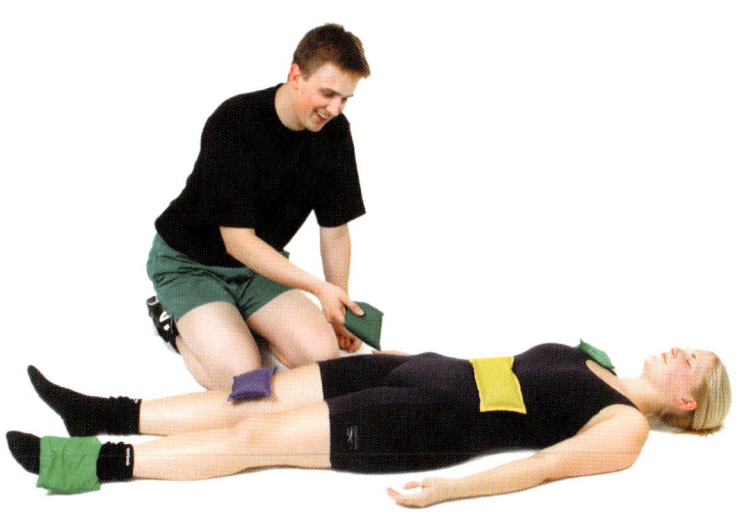

Literaturverzeichnis

Boeckh-Behrens, W.-U. & Buskies, W. (1996). *Gesundheitsorientiertes Fitnesstraining.* Band 1. 2. Auflage. Lüneburg.

Buskies, W. (1999). Sanftes Krafttraining nach dem subjektiven Belastungsempfinden versus Training bis zur muskulären Ausbelastung. *Deutsche Zeitschrift für Sportmedizin,* 10, 316-320.

Diallo, S. (1997). Sammeln vielfältiger Erfahrungen mit dem Sprungseil. *Turnen und Sport,* 9, 9-10.

Höfler, H. (1995). Haltungs- und reaktionsschulende Übungen mit dem Sandsäckchen. *Turnen und Sport,* 3, 3-4.

Höfler, H. (1998). Rückengymnastik mit dem kleinen Kissen. *Sport und Gesundheit,* 4, 8-9.

Jordan, A. (2001). *Entspannungstraining. Ruhe für Körper, Geist und Seele.* 2. Auflage. Aachen.

Jordan, A./Graeber, I. (2000). *Fitness zu zweit. Partnergymnastik – Dehnen und Kräftigen.* Aachen.

Kempf, H.-D. (1991). Das Aufwärmen in der Gruppe – Mit Reifen. *Turnen und Sport,* 6, 165-166.

Linse, M. (1996). *Untersuchung zu den Effekten eines neunwöchigen Kraftausdauertrainings mit sehr hohen Wiederholungszahlen.* (Unveröffentlichte Diplomarbeit, Fachbereich Sportwissenschaft, Uni Bayreuth) Bayreuth.

Lubowsky, G. (1997). Bewegung, Spiel und Sport in der zweiten Lebenshälfte. Kombinierte Übungsbeispiele mit Ball und Reifen. *Turnen und Sport,* 71 2, 11-13.

Lütgeharm, R. (2000). Gemeinsam geht es rund ... – Spiel- und Übungsformen mit dem Rundtau. *Turnen und Sport,* 2, 5-6.

Rößler, S. (1993). *Krankengymnastische Gruppenbehandlung – mit Pfiff.* 2. Auflage. Stuttgart, Jena, New York.

Schmidt, M. (1998). Gruppengymnastik mit dem Reifen. Je vier Teilnehmer bewegen sich an und mit einem Reifen. *Turnen und Sport,* 10, 10-11.

Bildnachweis

Umschlagfotos: U 1 – Michael von Fisenne Foto-Agentur, Aachen; U 4 – Rudolf A. Hillebrecht
Fotos Innenteil: Rudolf A. Hillebrecht
Titelgestaltung: Birgit Engelen, Stolberg

You can

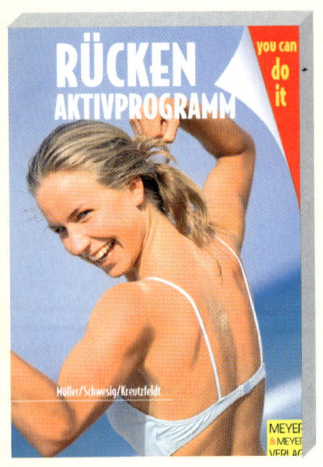

Klaus Müller, René Schwesig
& Annette Kreutzfeldt
Das Rückenaktivprogramm
99 Übungen gegen Rückenschmerz und Haltungsprobleme und 44
Tipps für Ihre Wirbelsäule

- Umfangreiche Übungen zum Kräftigen und Ausbalancieren der
  Muskulatur
- Tipps rund um die Wirbelsäule
- Tipps bei Haltungsproblemen
- Rückenschmerzen aktiv beseitigen und ein großes Stück
  Lebensqualität wiedergewinnen

200 Seiten, in Farbe, 140 Fotos und Abb., 7 Tab.
Paperback mit Fadenheftung, 14,8 x 21 cm
ISBN 3-89124-980-2
€ 14,90 / SFr 25,80

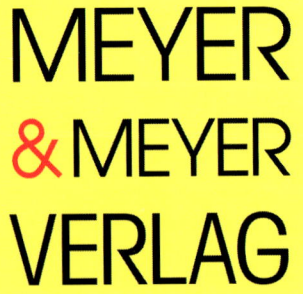
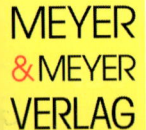

MEYER & MEYER Sport | Von-Coels-Straße 390 | D-52080 Aachen | Fax +49 (0)2 41 - 9 58 10-10

do it!

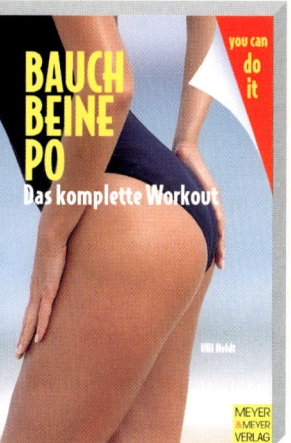

Ulli Heldt
Bauch – Beine – Po
Das komplette Workout

Mit diesem Buch werden zahlreiche Mög-
lichkeiten aufgezeigt, wie man mit abwechs-
lungsreichen Übungen ein effektives Training gestalten kann. Die übersichtliche Gestaltung bietet eine ra-
sche Orientierung, insbesondere auf Grund der zahlreichen
Fotos. Für die optimale Durchführung des Trainings werden
Hinweise zur Intensitätsgestaltung und Fehlerkorrektur gegeben
sowie zahlreiche Variationen angeboten.

200 Seiten
vierfarbig, 396 Fotos, 31 Tab.
Paperback mit Fadenheftung, 14,8 x 21 cm
ISBN 3-89124-960-8
€ 12,90 / SFr 22,60

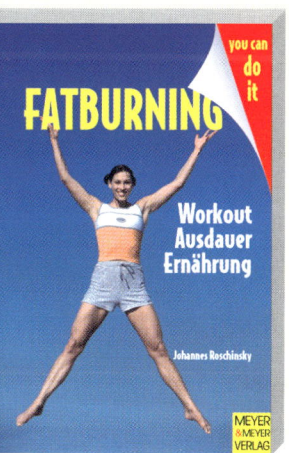

Johannes Roschinsky
Fatburning
Workout – Ausdauer – Ernährung

Bewegungsmangel und falsche Ernährung sind *die* Ursachen für
Übergewicht. Wer dauerhaft abnehmen möchte, sollte jedoch
nicht einseitig Sport treiben oder nur sein Essverhalten umstellen.
Das Rezept zum Erfolg lautet: Änderung des Ernährungs- und Be-
wegungsverhaltens. Neben einer theoretischen Einführung zu den
Themen Gesundheit, Körper-gewicht und Ernährung werden verschiedene Ausdauersportarten ausführlich beschrieben.

192 Seiten
vierfarbig, 112 Fotos, 12 Abb., 31 Tab.
Paperback mit Fadenheftung, 14,8 x 21 cm
ISBN 3-89124-965-9
€ 12,90 / SFr 22,60

MEYER
&MEYER
VERLAG

MEYER & MEYER Sport | Von-Coels-Straße 390 | D-52080 Aachen | Fax +49 (0)2 41- 9 58 10-10

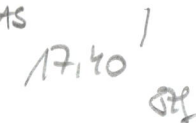

AS
17,40
ST

Sport

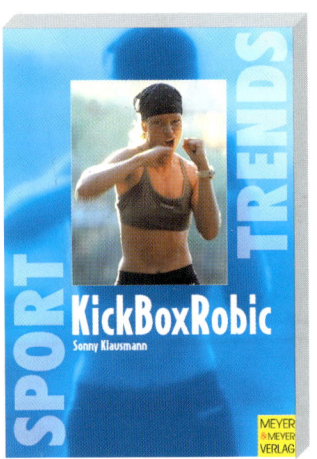

Sport Trends
Sonny Klausmann
KickBoxRobic

KickBoxRobic ist eine Kombination aus Ausdauertraining, Boxsport und Schattenboxen. Im Vordergrund dieses Grundlagenwerks stehen das Erlernen der Techniken sowie ein spezielles KickBox-kon-ditionstraining für Einsteiger. Beispiele für die Trainingsgestaltung geben konkrete Hilfestellung für die Umsetzung in die Praxis. Die Übungen sind systematisch aufgebaut und leicht verständlich dargestellt.

112 Seiten, zweifarbig
95 Fotos, 11 Tab., 3 Abb.
Paperback mit Fadenheftung, 14,8 x 21 cm
ISBN 3-89124-855-5
€ 14,90 / SFr 25,80

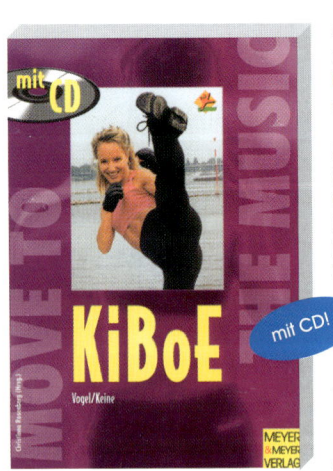

Move to the Music
Ines Vogel & Steffen Keine
KiBoE – KickBoxExercise
mit Musik-CD

KickBoxExercise – eine Mischung aus Aerobic- und Kick-boxelementen – ist ein komplexes, abwechslungsreiches und motivierendes Ganzkörpertraining, das Körper und Geist positiv beeinflusst. Dieses Buch gewährt einen Einblick in die Vielfältigkeit dieser Sportart und bietet einen Überblick über Trainingsinhalte und Grundtechniken des KiBoEs.

192 Seiten
vierfarbig, 312 Fotos
Broschur, 14,8 x 21 cm
ISBN 3-89124-874-1
€ 27,90 / SFr 46,90

MEYER
&MEYER
VERLAG

MEYER & MEYER Sport | Von-Coels-Straße 390 | D-52080 Aachen | Fax +49 (0)2 41- 9 58 10-10